DROEMER

MARCUS SCHWARZ

DER TOD IM ANFLUG

Aufsehenerregende Fälle
aus dem Ballistik-Labor

DROEMER

Besuchen Sie uns im Internet:
www.droemer.de

Aus Verantwortung für die Umwelt hat sich die Verlagsgruppe Droemer Knaur zu einer nachhaltigen Buchproduktion verpflichtet. Der bewusste Umgang mit unseren Ressourcen, der Schutz unseres Klimas und der Natur gehören zu unseren obersten Unternehmenszielen. Gemeinsam mit unseren Partnern und Lieferanten setzen wir uns für eine klimaneutrale Buchproduktion ein, die den Erwerb von Klimazertifikaten zur Kompensation des CO_2-Ausstoßes einschließt. Weitere Informationen finden Sie unter: www.klimaneutralerverlag.de

FSC www.fsc.org MIX Papier aus verantwortungsvollen Quellen FSC® C014496

Originalausgabe April 2022
Droemer Verlag

Redaktion: Iris Rinser
Illustrationen: Gisela Rüger nach Vorlagen aus dem Archiv Marcus Schwarz
Covergestaltung: buxdesign / Lisa Höfner
Coverabbildung: Stefan Kröger
Satz: Sandra Hacke
Druck und Bindung: GGP Media GmbH, Pößneck
ISBN 978-3-426-30297-2

5 4 3 2 1

Für Fuchs und Dachs

Wenn man sein Leben verlängern will, muss man alles dafür tun, um es nicht zu verkürzen, richtig!?

Mein Name ist Nobody

Im Buch werden Straftaten und Unfälle geschildert, die unter Beteiligung von Schusswaffen stattgefunden haben. Ebenso werden militärische und zivile Sachverhalte, die mit Schusswaffen zu tun haben, erläutert. Es wird über Verletzungen und deren Behandlung berichtet.

Außerdem werden Fälle von Suiziden beschrieben, da sie zu meinem Arbeitsalltag dazugehören und meist weitreichende polizeiliche Ermittlungen nach sich ziehen – zumindest, wenn Schusswaffen gebraucht wurden.

Sollten Sie akute Suizidgedanken haben, wenden Sie sich bitte an den Rettungsdienst unter der Telefonnummer 112 (Deutschland, bundesweit) oder 142 (Österreich) oder 143 (Schweiz).

Die Telefonseelsorge hilft auch gerne weiter unter 0800 111 0 111 (kath.) oder 0800 111 0 222 (ev.) oder unter der Nummer 116 123.

Die Nummer gegen Kummer für Kinder und Jugendliche: 116 111.

Entsprechend gibt es auch die Möglichkeit, sich per Mail Hilfe zu suchen unter www.telefonseelsorge.de oder www.telefonseelsorge.at.

INHALT

VORWORT

Ein Schuss, ein Schrei, und alles ist vorbei. So beginnen viele Krimis im Fernsehen. Meistens sieht man zuerst die Waffe, wie sie in Nahaufnahme von links nach rechts ins Bild kommt, einen Schuss abgibt, dann erfolgt ein Bildschnitt, und irgendwo liegt eine Leiche. Dass es in der Realität nicht so abläuft, kann man sich vielleicht schon denken.

In meinem ersten Buch »Wenn Insekten über Leichen gehen« habe ich bereits mit einigen durch Krimiromane und Serien entstandenen Klischees aufgeräumt. Klischees und Mythen gibt es auch bei Schussdelikten zuhauf. Ich werde wieder versuchen, den eigentlichen Wissenschaftszweig allgemein verständlich zu vermitteln, sodass jeder Leser beim Schauen des Sonntagabendkrimis selbst erkennen kann, was die Regisseure und Drehbuchautoren vermurkst haben. Natürlich geht es auch wieder um reale Fälle, an deren Bearbeitung ich beteiligt war.

Die geschilderten Fälle von Schusswaffengebrauch sind polizeilich und juristisch abgeschlossen. Zum Schutz aller Beteiligten verfremde ich allerdings sämtliche Namen, Orte und Zeiträume sowie einige beiläufige Fakten. Dies ändert abschließend nichts an der wissenschaftlichen Bewertung. Auch sind einige Fälle so speziell, dass sie in ihrer Einzigartigkeit theoretisch nachrecherchiert werden können. Da die Ballistik und die Wundballistik aufgrund ihrer geringen Fallzahl in Deutschland überschaubare Fachgebiete sind, schildere ich hier auch einige Fälle, die vor längerer Zeit und außerhalb Deutschlands passiert oder durch ihre öffentliche Aufmerksamkeit in die Geschichte eingegangen sind. Somit werde ich mich in diesem Buch auch den verschiedenen

Attentaten auf US-Präsidenten widmen. Natürlich handelt es sich dabei nur um eine Auswahl, die danach getroffen wurde, wie gut diese Fälle wissenschaftlich recherchiert beziehungsweise bereits niedergeschrieben sind. Gerade bei den ermordeten US-Präsidenten wurden später immer Operations- und Sektionsberichte offengelegt, was für uns Forscher natürlich von großem Wert ist.

Außerdem werde ich auf die Entwicklung der Feuerwaffen eingehen, denn so kann man die teilweise bis heute bestehenden wundballistischen, chirurgischen und dementsprechend auch tödlichen Probleme, mit denen ich tagtäglich im Sektionssaal konfrontiert werde, besser verstehen.

Auf die Schilderung von Amokläufen und Anschlägen, die mit radikalisierten Ideen einhergehen, habe ich verzichtet. Ich finde, die Täter haben es nicht verdient, dass ihr Name in einem unterhaltenden Buch gedruckt wird, geschweige denn ihre Taten. Wir sollten die Täter vergessen, statt ihnen Raum zu geben, und uns umso mehr an die Opfer erinnern.

1 BALLISTIK

Ein tödliches Duell im Wald

Nicht alle tödlichen Duelle finden zwischen Menschen statt. Als Ballistiker bekomme ich es manchmal mit Jagdunfällen zu tun, auch wenn diese zum Glück selten sind. Eines Tages im Mai war es allerdings so, dass wir zunächst nicht wussten, wer die Waffe auf wen gerichtet hatte. Ein männlicher Leichnam wurde in die Rechtsmedizin gebracht und im Sektionssaal seziert. Bei dem Toten handelte es sich um den erfahrenen Jäger Peter H., der über 25 Jahre im Besitz eines gültigen Jagdscheins gewesen war.

Ich wurde hinzugerufen, um zu klären, wie der Unfall vonstattengegangen sein könnte, denn die zuständigen Mediziner konnten sich nicht genau erklären, wie Peter H. zu Tode gekommen war. Es gab zwar Vermutungen, diese waren aber für jeden Normaldenkenden sehr fragwürdig. Zunächst wurde ich über das Bekannte aufgeklärt:

Der Jäger hatte den Start in die Jagdsaison genutzt und sich frühmorgens zur Rehbockjagd aufgemacht. Doch an diesem Maiabend kehrte er nicht nach Hause zurück. Verwundert machten sich Familienmitglieder in seinem Revier auf die Suche und fanden ihn schließlich am nächsten Morgen tot auf einer Wiese. Neben ihm lag ein ebenfalls toter Rehbock im Gras. Zwischen den leblosen Körpern befand sich, wie zur Mahnung an diesen Vorfall, ein zerbrochenes Gewehr. Der herbeigerufene Notarzt konnte nur noch den Tod feststellen. Da völlig unklar war, was genau passiert war, und der Notarzt einen nicht natürlichen Tod bescheinigte, wurde die Polizei hinzugezogen.

Die Faktenlage war uneindeutig. Der Rehbock wies offensichtlich eine Schussverletzung auf. Allerdings zeigten aufgeworfene Erdspuren, dass er den Schuss, zumindest eine gewisse Zeit lang, überlebt haben musste. Beim Jäger wurde im Bauchbereich eine größere blutende Verletzung festgestellt. War sie die Todesursache?

Die Polizisten vermuteten zunächst, dass der Rehbock den Jäger mit seinem stattlichen Geweih tödlich verletzt haben könnte. Angriffe von Rehen auf Menschen sind selten, aber sie kommen doch regelmäßig vor. Meistens sind die »Täter« testosterongeladene Böcke in der Brunftzeit im August oder Ricken, die ihren Nachwuchs schützen. Aber dass ein Rehbock schon einmal einen Menschen getötet hätte, war nicht bekannt.

Als der hinzugerufene Rechtsmediziner den Toten in Augenschein nahm, waren alle verblüfft: Bei der blutenden Verletzung am Bauch handelte es sich um eine Schussverletzung. Eingesprengte Pulverrückstände auf der Bekleidung ließen keinen anderen Schluss zu. Es gab klare Zeichen von Schmauch im Bereich des Hosenbundes. Nun wurde es noch komplizierter. Wer sollte Peter H. erschossen haben? Der Rehbock? Eher nicht, natürlich.

Bereits am Tatort wussten alle, dass es knifflig werden würde. Die Einsatzkräfte untersuchten den Fundort genau, aber dadurch wurde der Hergang der Tat – oder des Unfalls – auch nicht klarer. Noch vor Ort im Wald wurde der tote Jäger entkleidet, und der Verdacht bestätigte sich: Es handelte sich um eine mehrphasige Schusseinwirkung. Munition, die für die Jagd verwendet wird, soll naturgemäß viel Energie abgeben, um das Tier so schnell wie möglich zu töten. Dies wird erreicht, indem das Projektil so konstruiert ist, dass es sich nach dem ersten Auftreffen verformt: Seine Oberfläche vergrößert sich und damit die tödliche Wirkung.

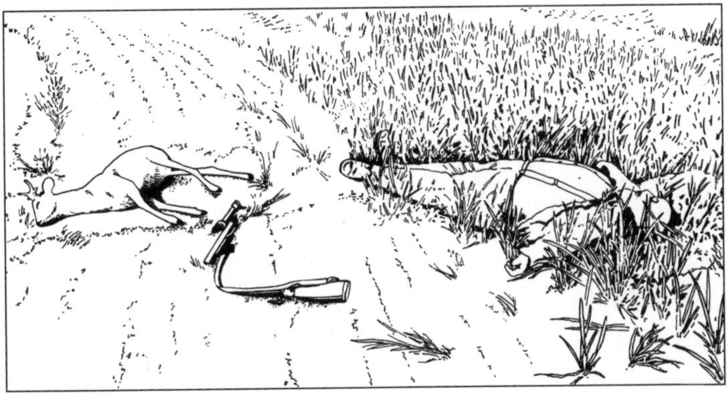

AUFFINDESITUATION

In der Regel ist mit einem Einschuss und einem Ausschuss zu rechnen. Das Merkwürdige in diesem Fall war allerdings: Es gab zwei Einschüsse und nur einen Ausschuss. Die Lokalisation der Verletzungen war mehr als untypisch und stellte nicht nur die Polizisten am Fundort vor ein Rätsel.

Auch die zerstörte Waffe warf mehr Fragen auf, als sie zu beantworten. Es handelte sich um eine sogenannte Bockbüchsflinte, eine spezielle Form eines Jagdgewehrs, die am Holzschaft, am Übergang zur Schulterstütze, glatt abgebrochen war. Das war deshalb komisch, weil das Holz, das für den Schaft verwendet wird, normalerweise äußerst stabil ist, denn es soll den Rückstoß der Waffe abfangen und in die Schulter weiterleiten.

Als die Untersuchung vor Ort beendet war, kam der Leichnam also in die Rechtsmedizin, wo nun die Obduktion Klarheit bringen sollte. Dabei war auffällig, dass die Schussrichtung von oben nach unten verlief. Ich versuchte mir vorzustellen, ob es möglich wäre, sich mit einer 105 Zentimeter langen Waffe von oben in den Bauch zu schießen, und fand es schwer nachvollziehbar. Eher würde man hier einen Schuss in den Fuß oder in den Unterschenkel erwarten.

Ich sah mir den Schussverlauf noch einmal genauer an: Der erste Einschuss befand sich linksseitig unterhalb des Bauchnabels und durchdrang die Bauchfalte mit ihrer Fettschürze, ohne die Bauchhöhle zu eröffnen. Hier waren eine Schmauchhöhle und Rußrückstände. Das Projektil hatte die Bauchfalte dann verlassen und war, vermutlich bereits verformt, in der Leistenbeuge in den Oberschenkel eingetreten. Dadurch wurden sowohl die Oberschenkelvene als auch die Oberschenkelarterie zerstört. Der Oberschenkelknochen wurde ein paar Zentimeter unterhalb des Oberschenkelhalses durchschlagen und in zwei Teile zersprengt. Die hieraus entstehende stark blutende Verletzung wäre selbst für Ersthelfer, wenn sie denn vor Ort gewesen wären, schwer kontrollierbar gewesen. Der Jäger selbst hatte jedenfalls keine Hilfe holen können: Durch die Zerstörung des Knochens war ihm eine Fortbewegung nicht möglich gewesen. Das Projektil hatte sich an dieser Stelle in Splitter zerlegt, diese wiederum waren durch das Weichgewebe bis in die Muskeln und die Fettschicht im Gesäßbereich gewandert. Somit stand die Todesursache fest: unmittelbares Verbluten nach Schusseinwirkung.

Aber wie es genau zu dieser Verletzung kommen konnte, blieb uns nach wie vor unklar. Ich widmete mich daher der Akte und den Fotos, die die Polizei vom Tatort und vom Rehbock gemacht hatte. Das Tier konnte als Übeltäter sehr schnell ausgeschlossen werden. Peter H. hatte es ungünstig schräg oberhalb des Schulterblatts getroffen, und es war kein lebenswichtiges Organ verletzt worden. Trotzdem hatte sich der Rehbock wohl kaum noch wegbewegen können, so viel war klar, denn der Schuss hatte einen Teil der Wirbelsäule erwischt. Der Einschuss war relativ groß. Der Ausschuss war nur unwesentlich größer. Dennoch fand sich unter dem Bock eine Blutlache, er schien also ebenfalls verblutet zu sein.

Zu guter Letzt untersuchte ich zusammen mit dem Gutachter des Landeskriminalamtes die im Verstorbenen gefundenen Projektilfragmente und die zerstörte Waffe. Vielleicht konnten sie ja die entscheidenden Hinweise liefern. Wie bei derartigen Fällen üblich, war die Waffe von der Kriminaltechnik asserviert, also registiert und in die Asservatenkammer verbracht und gemeinsam mit der aufgefundenen Munition als Spuren katalogisiert worden. Bei dem Gewehr handelte es sich um eine sogenannte Bockbüchsflinte. Zwei Läufe, ein Flinten- und ein Büchsenlauf, sind bei so einem Gewehr übereinander und miteinander verlötet, man spricht von »aufgebockt«. Würden sie sich nebeneinander befinden, wäre es eine Doppelbüchse oder eine Doppelflinte, hier nun also die klassische Anordnung einer Bockbüchsflinte. Die Flinte war eine Einzellader-Kipplaufwaffe, das heißt, dass in jedes Patronenlager jeweils nur eine Patrone eingeführt werden konnte. Bei vielen Waffen lässt sich auswählen, welcher Lauf zuerst abgefeuert wird. Dies geschieht entweder durch mehrere Abzüge oder einen Schiebehebel. Der obere Lauf war bei der aufgefundenen Waffe der Flintenlauf. In ihm fand sich eine leere abgefeuerte Patrone eines Flintenlaufgeschosses. Der untere Lauf war der Büchsenlauf. Auch in der dort befindlichen Patronenhülse fehlte die Kugel. Beide Läufe waren demzufolge abgefeuert worden.

Der Sachverständige des Landeskriminalamtes stellte bei der Überprüfung der Waffe fest, dass die Mechanik der Waffe aufgrund vieler Mängel und Abnutzungserscheinungen geschädigt gewesen war. Das Abzugsgewicht des Büchsenlaufs lag bei nur 400 Gramm, was dazu geführt hatte, dass sich durch die Betätigung nur eines Abzuges gleich beide Patronenlager lösen konnten. In so einem Fall werden beide Patronen gleichzeitig abgefeuert. Auch die Sicherung, die bei der vorliegenden Bauart den Abzug automatisch sichert, sobald der Ladevorgang durch Zukippen der Waffe beendet ist, war mechanisch angegriffen. Das Resultat: Die Abzüge waren unkontrollierbar in ihrer Funktion. Da es sich im System um robuste, aber dennoch sehr feingliedrige mechanische Teile handelte, hätte diese Waffe eigentlich einer Generalüberholung bedurft. Oder, auf Deutsch gesagt: Die Waffe war für jeglichen Einsatz ungeeignet, ja sogar gefährlich gewesen.

Ich sah mir die Waffe genauer an. Hinter dem Abzugbügel der Waffe begann der Bruch am Holzschaft. Zwar war er genau an der dünnsten Stelle gebrochen, an der die Konstruktion außerdem durch zwei Schrauben noch eine vorgefertigte Schwächung aufwies; aber trotzdem: Holz ist sehr robust. Es musste schon eine ziemliche Energie auf diese Stelle eingewirkt haben, damit sie zerbrechen konnte.

Ich forschte weiter. Die im verstorbenen Jäger aufgefundenen Projektilfragmente passten zur verwendeten Munitionssorte. Es handelte sich dabei um ein traditionelles Jagdgeschoss, welches in der Jägerschaft für seine guten ballistischen Eigenschaften bekannt ist. Unverschossen hat das Projektil ein Gewicht von 12,8 Gramm. Man kann es für leichtes oder für schweres Wild verwenden, denn es hat vorne einen weichen und hinten einen härteren Bleikern, der von einem nickelplattierten Stahlmantel umhüllt wird.

Die Verletzung des Rehbocks passte zu der zweiten verwendeten Munition, und zwar zu der, die aus dem Flintenlauf heraus abgefeuert worden war. Es handelte sich dabei um ein sogenanntes Flintenlaufgeschoss, das aufgrund seiner Energie und seines Projektilgewichtes von 28 Gramm eher bei schwerem Wild, beispielsweise bei Wildschweinen, Anwendung findet. Durch die Herstellerangaben wusste ich, dass die Anfangsgeschwindigkeit des Projektils beim

Verlassen der Mündung bei 468 m/s liegt. Dabei weist es eine Energie von 3067 Joule auf, was beachtlich ist. Es galt herauszufinden, aus welcher Distanz der Rehbock angeschossen worden war. Die ermittelte Position, aus welcher der Jäger auf den Rehbock geschossen haben musste, lag tatsächlich über 120 Meter entfernt. Das war bedeutsam, denn der Energieverlust durch den Luftwiderstand war durch diese Entfernung zu hoch, der Rehbock konnte mit einem gezielten Schuss aus dieser Entfernung nicht erlegt werden. Aus eigener Jagderfahrung wusste ich, dass man auf diese Entfernung nicht mit einem Flintenlaufgeschoss schießen sollte.

Meine Kollegen und ich konnten uns immer noch keinen Reim auf den Unfall machen. Was war geschehen? Hier würde nur eine Rekonstruktion weiterhelfen. Die zerstörte Waffe war dafür natürlich nicht geeignet, da sie durch den Schaftbruch irreparabel zerstört worden war. Wir nutzten also in der Folge eine baugleiche Waffe und begannen, in verschiedenen Positionen Schusskanäle zu rekonstruieren – zur Technik, wie man das macht, später mehr.

Aus der gedachten Flugbahn der Kugel ergab sich, dass die Mündung des Gewehrs bei einer stehenden Position des Schützen nach unten gerichtet gewesen sein musste. Eine hockende oder gar liegende Position konnte ausgeschlossen werden. Auch ein Vorgang, bei dem sich durch einen Sturz oder ein Ausrutschen ein Schuss gelöst haben könnte, hätte bei jeder normalen Trageweise des Gewehrs komplett andere Schussbilder ergeben.

Es blieb somit nur die stehende Position. Der Jäger steht, sieht in der Ferne das Wild, das ist erst einmal ungewöhnlich. Versucht man allerdings, mit nach unten gerichteter Gewehrmündung den Einschuss linksseitig des Bauchnabels zu platzieren, so muss man eine Hand am Abzug haben und mit der anderen Hand weit vorne am Laufbündel anpacken, um überhaupt eine ausreichende Stabilität zu erreichen. Aber vielleicht hatte Peter H. den Abzug gar nicht gedrückt? Denn, wir erinnern uns, das Gewehr war so desolat gewesen, dass sich jederzeit von alleine ein Schuss lösen konnte. Angesichts dieses Bilds fiel es uns wie Schuppen von den Augen: So musste es gewesen sein.

In einer Randnotiz der Polizei war vermerkt worden, dass das Gewehr dazu genutzt worden sein könnte, den Rehbock zu erschlagen. Ein Zeuge, der den Verstorbenen gut gekannt hatte, hatte zu Protokoll gegeben, dass dies bei ihm wohl wiederholt vorgekommen sei. Jetzt ergab plötzlich alles einen Sinn: Peter H. hatte den Rehbock durch den Schuss zunächst nicht tödlich verletzt. Daraufhin hatte er wohl versucht, das Tier durch einen Schlag mit dem Gewehr zu töten, obwohl dies jeglichen tierschutzrechtlichen Regeln und jedem jagdlichen Gewissen widerspricht. Dabei musste sich ein Schuss gelöst haben, der den Jäger selbst traf.

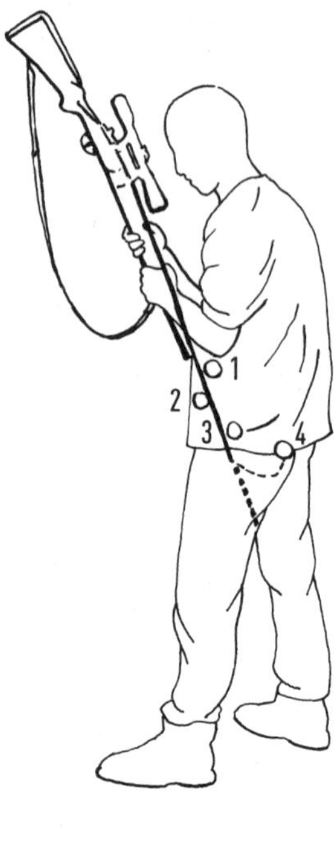

REKONSTRUKTION DES SCHUSSKANALVERLAUFS

1 Erster Einschuss in den Bauch
2 Ausschuss
3 Einschuss in den Oberschenkel
4 Endlage des Projektils im Gesäßmuskel

Wir stellten mit dem Gewehr also einen Keulenschlag nach, und nach wenigen Positionsänderungen hatten wir die genaue Schlagposition rekonstruiert, die zu den Wunden passte. Jedoch, wie so oft, lag der Teufel im Detail: Es gab keinerlei Hinweise darauf, dass der Rehbock von einem Schlag getroffen worden war. Dies hätte deutlich sichtbare Spuren hinterlassen. Wir grübelten: Was wäre, wenn der Jäger noch in der Bewegung gewesen war? Der Schuss musste sich bereits gelöst haben, als das Gewehr nach oben geführt wurde oder kurz bevor der Schlag ausgeführt wurde. Unserer Rekonstruktion nach musste er so gestanden haben, dass das linke Bein vorne, das rechte hinten positioniert war. Und die Waffe hatte sich offensichtlich zu diesem Zeitpunkt in einem geladenen Zustand befunden.

Über das Warum kann man sich in solchen Situationen viele Gedanken machen, die Frage nach dem Motiv allerdings konnte uns hier nicht weiterhelfen. Wir mussten uns auf unsere Rekonstruktionen verlassen.

Wir schlossen aus den Tatsachen, dass hier zudem beinahe alle Regeln zur Waffensicherheit, sämtliche Unfallverhütungsvorschriften und die jagdlichen Gebräuche missachtet wurden. Es war kaum zu glauben, aber nur so ließen sich die vorhandenen Spuren deuten: Der Jäger hatte sich durch extreme Fahrlässigkeit selbst getötet.

Final ergab sich für uns folgende Hergangsvariante: Der Jäger schoss von seinem Hochsitz aus auf den Rehbock. Er beabsichtigte mit hoher Wahrscheinlichkeit, den Kugellauf seiner Bockbüchsflinte zu nutzen und den Bock mit der Kugel und nicht mit dem Flintenlaufgeschoss zu erlegen. Durch die massiven mechanischen Mängel an der Waffe löste jedoch fälschlicherweise der Flintenlauf aus. Der Rehbock wurde daraufhin mit nicht sofort tödlicher Wirkung getroffen.

In der Regel wartet man als Jäger nun zehn bis 15 Minuten ab, um das Tier, welches gegebenenfalls im Sterben liegt, keinem Stress auszusetzen. Hat man die Lage so weit eingeschätzt, entlädt ein Jäger normalerweise zunächst die Waffe und steigt von der Leiter oder der Jagdkanzel. Auch dabei muss die Waffe im Sinne der Unfallverhütungsvorschrift entladen sein. Spätestens jetzt hätte Peter H. auffallen müssen, dass die Hülse des Flintenlaufgeschosses abgefeuert worden war und nicht die Kugel aus dem Büchsenlauf. Am Rehbock angekommen, stellte der Jäger fest, dass dieser noch nicht tot war. Anstatt ihn durch einen Schuss oder durch ein Messer abzufangen – so nennt man das Erlösen von angeschossenem Wild in der Jägersprache –, wollte er den Rehbock vermutlich durch einen Schlag mit dem Gewehrkolben auf den Halsbereich töten. Beim Ausholen löste hierbei die noch im Patronenlager des Kugellaufs befindliche Patrone aus und verletzte den Jäger lebensgefährlich. Peter H. fiel auf den Rücken und verblutete vermutlich in kürzester Zeit. Ein Kampf zwischen Rehbock und Jäger hatte also nicht stattgefunden.

Gewisses Kopfzerbrechen bereitete uns lediglich die Frage, wie der kaputte Gewehrschaft mit dieser Geschichte zusammenpasste. Allerdings war das Material durch zwei Schrauben geschwächt. Außerdem hatten Zeugen ausgesagt, dass der Verstorbene die Waffe schon häufig dazu benutzt hatte, angeschossene Tiere zu erschlagen. So konnte auch der Bruch durch ein Fallenlassen plausibel erklärt werden. Nachdem ich alle Informationen zusammengetragen hatte, war es offensichtlich, dass der Unfall durch eine unglückliche Verkettung von Fehlern verursacht worden war. Die Ermittlungen wurden eingestellt.

Meine Spezialgebiete: Insekten und Geschosse

Ich kam schon relativ früh in Kontakt mit Schusswaffen, und zwar direkt nach dem Abitur. Die erste geladene und scharfe Schusswaffe hielt ich in der dritten Juliwoche des Jahres 2006 in den Händen, nachdem ich als Wehrdienstleistender in eine Kaserne in Thüringen eingerückt war. Als ich an der Munitionsausgabe ein Magazin mit zehn Patronen ausgehändigt bekam, um mein Sturmgewehr G36 einzuschießen, war ich dementsprechend aufgeregt. Derartige erste Male folgten in den kommenden Wochen und Monaten viele. Pistolenschießen mit der Pistole P8, Schießen mit einem Maschinengewehr MG3, gefolgt von Granatpistole und Panzerfaust. Nachdem ich die neun Monate hinter mich gebracht hatte, wurde ich zum Studium der Forstwissenschaften zugelassen, und hier gab es die Möglichkeit, im Rahmen des Studiums den Jagdschein zu erlangen. Seit der bestandenen Jägerprüfung im Jahr 2011 gehe ich regelmäßig zur Jagd.

Wie ich in das Institut für Rechtsmedizin der Universität Leipzig gekommen bin, wo ich unter anderem als Wundballistiker arbeite, hat einen anderen Grund, liegt aber auch im Forstwissenschaftsstudium begründet. Schon während des Studiums spezialisierte ich mich auf Forensische Entomologie, also die Insektenkunde an toten, manchmal auch lebenden Körpern. In diesem Fachgebiet geht es darum, durch biologische Vorgänge den Sterbezeitpunkt und damit die Leichenliegezeit genauer einzugrenzen. Auch Intoxikationen der Leiche lassen sich in Insekten nachweisen, wenn Spuren des Gifts und Abbauprodukte von den Insekten aufgenommen werden. Findet man Tiere, die nicht dem Ökosystem oder der Umgebung des Leichenfundortes zuzuordnen sind, oder gibt es Wuchsunterschiede, welche mit den Temperatur- und Luftfeuchteverhältnissen nicht vereinbar sind, kann auch eine Leichenverlagerung durch die Insekten angezeigt werden.

Zur Wundballistik kam ich über einen Umweg. Immer wenn geschossen worden war, wurde ich gefragt: »Marcus, du kennst dich doch mit Schusswaffen aus, kannst du dir das mal anschauen?« So arbeitete ich mich langsam an das Thema heran. Hinzu kamen eine große Menge an Selbststudium und zwei Lehrgänge in Köln und in der Schweiz. Der Rest war »Learning by Doing« bei verschiedenen Rekonstruktionen von Schussfällen gemeinsam mit dem Landeskriminalamt, regelmäßigen Besuchen auf dem Schießstand und verschiedenen Experimenten.

Während der Entomologie immer eine Fragestellung zugrunde liegt, die maßgeblich von der Natur vorgegeben wird, so handelt es sich bei der Ballistik um ein sehr komplexes, jedoch im Großteil berechenbares Konstrukt.

Insekten und die Leichenerscheinungen der Fäulnis und Verwesung von Leichen unterliegen immer einem gewissen zeitlichen Ablauf, der durch äußere biologische und nichtbiologische Einwirkungen bestimmt wird und über eine gewisse Zeitspanne hinweg abläuft. Viele Stellschrauben führen nach einer gewissen Zeit zu einem Resultat, welches nur schwer so wieder zu rekonstruieren ist. Die Insekten sind dafür der zeitlich nachvollziehbare Taktgeber.

In der Wundballistik hat man es dagegen meistens mit dem Resultat einer Handlung zu tun, die im Bruchteil einer Sekunde abgelaufen ist. Als Gutachter muss man versuchen, ein Resultat auf seinen Ursprung zurückzuführen. Dazu benötigt man möglichst viele Informationen, die zusammengefügt ein Bild ergeben. Diese sind dann alle mit festen physikalischen Formeln und Kennwerten versehen und bei ausreichender Datengrundlage experimentell reproduzierbar.

So ist mein Arbeitsleben im Grunde recht abwechslungsreich, denn der Entomologie mit ihren durchaus chaotischen, vergleichsweise langwierigen Verläufen steht für mich die Wundballistik mit ihrem festen System gegenüber. Die beiden Bereiche Biologie und Physik sind in ihrer Herangehensweise recht gegensätzlich, ergänzen sich aber in manchen Fällen wunderbar. Und wer wie ich wissen möchte, was wirklich geschah, findet Hinweise sowohl in der Biologie als auch in der Physik der Tatorte.

Puzzleteile

Ebenso wie die Forensische Entomologie arbeitet die Wundballistik interdisziplinär, das zeigt auch der tragische Fall von Peter H. – hier war ja nicht nur die Jagdkunde entscheidend, sondern zusätzlich die Ballistik, aber auch die herkömmliche Polizeiarbeit der Befragung von Bekannten und ihrer aufschlussreichen Aussage, dass der Tote sein Jagdwild mehrfach mit dem Flintenkolben erschlagen hatte. In den Bereich der Wundballistik fließen alle Informationen ein, die während der kriminalpolizeilichen Ermittlungen erhoben werden – ähnlich wie Puzzleteile, die nach und nach ein Bild ergeben. So können bei Schussverletzungen, bei denen das Opfer überlebt hat, CT- oder Röntgenaufnahmen ausgewertet werden. Dazu kommen Befunde vom Tatort, wie zum Beispiel die Fundorte von Projektilen oder ausgeworfenen Hülsen, Schussdefekte in Möbeln und Scheiben oder auch die Verteilung von Blutspritzern. Weitere Hinweise erhalten wir durch die Ergebnisse der rechtsmedizinischen Sektion oder einer körperlichen Untersuchung. Zeugenaussagen und Bilder aus Überwachungskameras fließen ebenfalls mit ein. Im Abschluss ist es möglich, eine Plausibilitätsprüfung für mögliche Tatabläufe durchzuführen oder aber Verletzungspotenziale von Schusswaffen und verwendeter Munition abzuschätzen.

Der Schuss – ein komplexer Prozess

Natürlich ist es unerlässlich, dass ein Wundballistiker sich umfassend mit Waffen und Projektilen auskennt. Immerhin hatte ich in meiner Bundeswehrzeit so manche Übungsstunde mit Waffen verbracht. Außerdem ging ich seit meinem Studium regelmäßig zur Jagd. In meinen Lehrgängen musste ich allerdings feststellen, dass Schießen und das Verstehen eines Schusses in seinem Ablauf rein gar nichts miteinander zu tun haben. Das wäre in etwa so, als könnte jeder, der täglich drei Mahlzeiten zu sich nimmt, automatisch kochen.

Wird ein Schuss abgegeben, spielen sich im Bruchteil einer Millisekunde verschiedenste physikalische, chemische und mechanische Prozesse ab, die sich teilweise nur schwer nachvollziehen lassen, da sie auf sehr kleinem Raum unter extremen Bedingungen ablaufen. Zwar gibt es in der Ballistik viel Wissen über die Grundabläufe, aber die Feinheiten liegen teilweise noch im Dunkeln. Erst durch die Möglichkeit von Computersimulationen bekommt die Wissenschaft der Ballistik langsam eine genauere Vorstellung von Details.

Das Wort Ballistik leitet sich ab vom altgriechischen »bállein«, auf Deutsch »werfen«. Deshalb heißt die Ballistik auch »Lehre von den geworfenen Körpern«. Auf diese Körper, in unserem Fall Projektile, die aus Schusswaffen abgefeuert werden, wirken im Verständnis der Ballistik hauptsächlich zwei Dinge ein, die untersucht werden: erstens die Schwerkraft und zweitens das vom Projektil durchdrungene Gas, also die Luft. Da wir vorerst nicht davon ausgehen, dass wir auf dem Mond oder dem Mars gegen Außerirdische zu Felde ziehen, wenden wir für alle weiteren Beschreibungen die festen physikalischen Gegebenheiten unseres Planeten an.

Die Ballistik ist sehr komplex, was man auch daran erkennen kann, dass sie noch einmal in vier Unterbereiche unterteilt ist, die wiederum jeder für sich Bücher über Bücher in den Regalen der Wissenschaft füllen. Hier seien diese vier Teilbereiche nachfolgend nur kurz erläutert.

Innenballistik

Die Innenballistik beschäftigt sich mit dem Verhalten der Patrone und des Projektils von der Zündung bis zum Erreichen der Laufmündung. Schlägt der Schlagbolzen auf das Zündelement der Patrone, zündet das Zündelement das Pulver, und es entsteht ein enormer Gasdruck von bis zu 5000 bar. Im Vergleich dazu: Der Druck eines Autoreifens beträgt etwa 2,5 bar, in einem normalen Luftballon herrschen ungefähr 0,04 bar Druck. Die Volumenvervielfachung der Gasausdehnung löst das eingepresste Geschoss aus der Hülse, die Hülse presst sich zusätzlich an die Wand der Kammer, schließt diese so noch fester ab und wird dabei nach hinten gegen den Verschluss gedrückt. Das Projektil selbst beginnt, sich durch den spiralförmig gezogenen Lauf zu drehen. Die dadurch auf das Geschoss übertragene Drehbewegung wird Drall genannt und in einer Dralllänge gemessen.

Die Dralllänge ist die Länge im Lauf, in der sich das Projektil einmal um die eigene Längsachse dreht. Im Lauf einer normalen Repetierbüchse, wie sie für die Jagd eingesetzt wird, dreht sich das Projektil 1,5 bis 3 Mal, bis es den Lauf verlässt. Dies klingt erst einmal nach nicht viel. Durch die

SCHEMATISCHE DARSTELLUNG DER INNENBALLISTIK EINES GEWEHRS

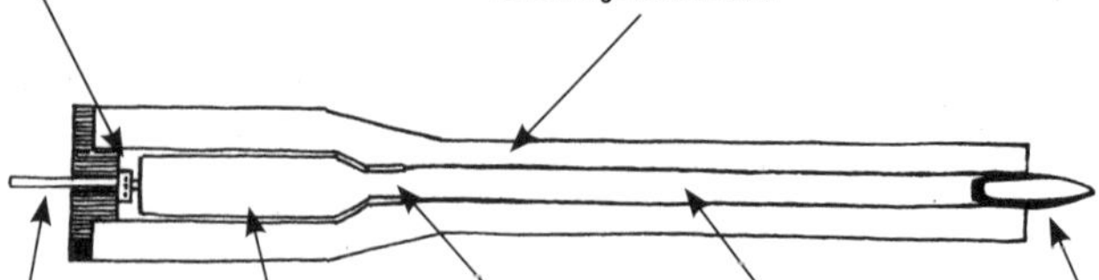

hohe Geschwindigkeit, mit der dies passiert, wird das Projektil aber effektiv auf eine stabile Bahn gebracht. Bei Flinten schiebt der Gasdruck das Paket mit den Schrotkugeln vor sich her durch einen glatten Lauf. Bei gezogenen Läufen wird das Projektil am Beginn des Laufs aus dem Patronenlager heraus durch einen Übergangskegel in den Lauf mit den Zügen und Feldern gepresst.

Das Patronenlager stellt den Bereich der Waffe dar, in dem die unverschossene Patrone positioniert wird, bevor sie der Schlagbolzen zündet. Es ist so geformt, dass die Patrone bündig hineinpasst, wie ein Kuchen in eine Form. Da das Patronenlager die Patrone inklusive des Geschosses fasst, muss es sich zum Lauf hin verjüngen, denn das Projektil hat einen etwas größeren Durchmesser als der Lauf und presst sich unter hohem Druck in diesen hinein. Dies passiert in einem kleinen Bereich, in dem das Geschoss seine Patrone, in die es eingepresst ist, verlässt: im Übergangskegel, auch Übergangskonus genannt. Bis zum Übergang in den Lauf mit seinen Zügen und Feldern hat die Kugel hier gegebenenfalls noch keine Führung. Deshalb wird dieser Bereich auch als »Rotationsloser Geschossflug« bezeichnet. Dies klingt dramatischer, als es ist, denn meist handelt es sich hier um nur wenige Millimeter, trotzdem können sich die Pulvergase und deren Verwirbelung in diesem Bereich negativ auf den Geschossschub und die Präzision auswirken. Man darf nie vergessen, dass hier hundertstel Sekunden eine große Auswirkung haben können.

Der wichtigste Punkt, der die Innenballistik betrifft und der auch Laien sofort auffällt, wenn sie das erste Mal eine scharfe Schusswaffe in den Händen halten, ist der sogenannte Rückstoß. Dieser resultiert aus dem dritten newtonschen Axiom. Vereinfacht gesagt: Auf die Kraft, mit der das Projektil nach vorn getrieben wird, folgt eine Gegenkraft in die entgegengesetzte Richtung – der Rückstoß.

Übergangs-Mündungsballistik

Je präziser und ausgefeilter die Waffentechnik und deren Herstellungsprozesse wurden, desto mehr neue, wenn auch kleinere Fehlerquellen tauchten auf. Während man in der Anfangszeit der Schusswaffen noch froh war, wenn ein Projektil den Lauf verließ und eine halbwegs gerade Flugbahn hatte, so tauchten im 20. Jahrhundert neue Fragestellungen auf, die wissenschaftlich geklärt werden mussten. Hier kam die Mündungsballistik, auch Abgangsballistik genannt, ins Spiel. Sie wirkt in dem Bereich, in dem das Projektil zusammen mit dem Gas den Lauf an der Mündung verlässt und der Mündungsknall und ein, je nach Waffe und Projektil, ausgeprägter Mündungsblitz entstehen. Würde man beim Schuss von vorn auf eine Waffe blicken – was selbstverständlich keine gute Idee ist –, so könnte man erkennen, dass neben einer Gaswolke aus dem Lauf auch eine kreisförmige Flamme erscheint.

Dies kann zwei Gründe haben. Zum einen können unverbrannte Pulverfragmente bei kurzen Läufen nach außen hin abbrennen, oder Teile der Gase entzünden sich an dieser Stelle, weil Luftsauerstoff hinzukommt. Da im Lauf der normale Luftdruck herrscht, wird mit der Beschleunigung des Projektils auch die Luft vor diesem beschleunigt und verdrängt. Ein ähnliches Phänomen entsteht in Tunneln für Hochgeschwindigkeitszüge: Am Tunnelausgang gibt es einen Knall – zum Glück aber keine Flamme, denn so groß ist die Reibungsenergie hier nicht, Sauerstoffzufuhr hin oder her. Zurück zum Projektil: Der erste Knall kommt noch vor dem eigentlichen Mündungsknall, ist aber für das menschliche Ohr nicht differenzierbar. Der Mündungsknall entsteht durch die schlagartige Ausdehnung des Gases, das das Projektil antreibt. Dessen Druck ist so groß, dass das Projektil beim Verlassen des Laufs an der Mündung von der Druckwelle überholt wird. Dies führt auch zu Beeinträchtigungen der Flugbahn. Außerdem hat der Impuls der ausströmenden Gase erheblichen Einfluss auf den Rückstoß der Waffe.

Spannt man ein Gewehr beispielsweise in einen Schießapparat ein und legt seinen Haltepunkt fest, sodass es theoretisch immer wieder in das gleiche Loch auf einer Zielscheibe treffen müsste, wird man feststellen, dass ein kleiner Streukreis entsteht. Dieser resultiert aus kleinsten Fertigungsfehlern, Schwingungen in der Waffe und Wechselwirkungen zwischen Projektil und Waffe beziehungsweise Pulvergasen und wird als »Abgangsfehler« bezeichnet.

Außenballistik

Bevor man sich wissenschaftlich in Versuchsreihen und mit Formeln der Ballistik widmete, war die Außenballistik das eigentliche Betrachtungsfeld der Büchsenmacher. Denn dies war der Punkt, dessen Auswirkungen man direkt im Ziel sehen konnte. Damit war die Außenballistik als erstes Teilgebiet dieser Wissenschaft etabliert: Man wollte möglichst weit und möglichst genau schießen können. Bereits seit der Antike (und womöglich noch länger) beschäftigten sich Menschen mit der Lehre von den »geworfenen Körpern«, zum Beispiel Aristoteles. Richtig los ging es dann im 16. Jahrhundert, wo die Beobachtungen langsam zu einer wissenschaftlichen Disziplin wurden.

Der Bereich der Außenballistik untersucht die vielfältigen Größen, die sich auf die Flugbahn des geworfenen oder geschossenen Objekts auswirken, zum Beispiel die Erdanziehungskraft, die Temperatur, den Wind, verschiedene Beschleunigungsfaktoren oder kleinste Objekte in der Luft. Da die Erdanziehungskraft immer gleich bleibt, fragen wir für Gutachten aber immer auch die Temperatur ab und erkundigen uns nach den vorherrschenden Wetter- und somit auch Windbedingungen.

Zielballistik und Wundballistik

Die Zielballistik beginnt ab dem Punkt, ab dem das Geschoss die Oberfläche des Ziels berührt und eine Wechselwirkung eingeht. Im rechtsmedizinischen Kontext ist dabei die Wundballistik gemeint, denn hier hat man es mit dem menschlichen Körper als Ziel zu tun. Untersucht wird hierbei, wie sich ein Geschoss auf den Körper ausgewirkt hat, natürlich meist, um herauszufinden, wie es zu einer tödlichen, zumindest jedoch verletzenden, Tat kam.

2 VON ALTEN ZEITEN UND GEFÄHRLICHEN PULVERN

Wenn Schusswaffen beteiligt sind, dann handelt es sich niemals um einen natürlichen Tod. Es bleiben somit nur drei Möglichkeiten: Suizid, Unfall oder ein Tötungsdelikt. Das grenzt die Ermittlungsansätze für die Polizei zwar ein, führt aber in Einzelfällen zu aufwendigen Rekonstruktionen. Krieg oder kriegsähnliche Zustände stellen mit Abstand das größte Anwendungsgebiet von Schusswaffen dar. Deshalb ist die Entwicklung aller mit Schusswaffen assoziierten Gebiete direkt an den Krieg gekoppelt: von der Produktion der Waffen über die chemische Herstellung von Treibmitteln, die medizinische Behandlung und Entwicklung von Schutzausrüstung – und in gewisser Weise auch die Ballistik selbst. Die Erforschung der Wundballistik ist also eng gekoppelt an die der Schusswaffen, der Projektile und auch an den Fortschritt in der Medizin.

Schießpulver

Als das Schwarzpulver um 1000 n. Chr. in China entwickelt wurde, war an ein präzises Schießen mit Projektilen, wie wir es heute kennen, noch nicht zu denken. Vielmehr wurden Pfeile mit einem Raketentreibsatz kombiniert und zuerst einzeln bei Belagerungen, in späterer Zeit in Massen aus Startvorrichtungen auf feindliche, in Formation marschierende Heere verschossen. Das sieht man auch in einigen spektakulären Bildern moderner Kinofilme. Die Entwicklung schwappte über den gesamten fernöstlichen Raum, um

1400 wurde dann in Korea ein erstes Artilleriegeschütz, die Hwacha, entwickelt, die bis zu 200 Raketen gleichzeitig abfeuern konnte. Parallel dazu sollten aber auch einzelne Soldaten mit Schusswaffen ausgerüstet werden, was dazu führte, dass sehr schnell Rohre als Abschussvorrichtungen in Betracht gezogen wurden. Die 1970 entdeckte Heilongjiang-Büchse ist die älteste erhaltene Handfeuerwaffe und wird auf das 13. Jahrhundert datiert. Es handelt sich dabei um ein gegossenes Bronzerohr, das an einem Holzschaft angebracht ist. Vermutlich wollte man durch diese Distanz zur Zündquelle mehr Sicherheit schaffen.

Über die Seidenstraße gelangte das Wissen über das Schwarzpulver weiter in den arabischen und kurze Zeit später auch in den europäischen Raum. Man kann sich vorstellen, wie perplex Kämpfer waren, als es das erste Mal auf der gegnerischen Seite blitzte und rauchte, plötzlich Kameraden umfielen und ein Donner folgte. Schusswaffen und Explosivstoffe werden unglaublich gut als Einschüchterungstaktik im Krieg gegen unerfahrene Staaten und Völker gewirkt haben. Dies mussten die Ungarn 1241 im Kampf gegen die Mongolen erfahren – der mutmaßlich erste Schwarzpulvereinsatz in Europa.

Nun begann ein Wettrüsten, und es entstanden viele neue Handwerkszweige und Spezialisierungen, die sich ausschließlich mit der Herstellung von Schusswaffen oder mit dem Schutz gegen diese beschäftigten. Das Wort »Schwarzpulver«, welches auch heute noch Verwendung findet, leitet sich einer Legende nach von dem Franziskanermönch Berthold Schwarz ab, der sich mit der Herstellung und Wirkung des Pulvers beschäftigte. Ich finde die Erklärung, dass es wegen seiner durch die Beimengung von Holzkohle schwarzen Färbung so heißt, allerdings einleuchtender.

Im 14. Jahrhundert wurde es auf dem europäischen Kontinent sowohl an Land als auch zur See zuerst in Kanonen eingesetzt. Vannoccio Biringuccio, ein italienischer Ingenieur und Büchsenmacher, vollzog im 16. Jahrhundert als erster Wissenschaftler die Wirkweise des Pulvers nach, indem er erkannte, dass sich das Pulver auf das »tausendfache« Volumen ausdehnt. Seit Objekte, angetrieben von einem Gasdruck, durch Rohre befördert wurden, verwendete man runde Geschosse, idealerweise in Kugelform. Vorher waren sie durchaus auch aus behauenem Stein gefertigt, später aus Metall. Das Rezept für Schwarzpulver hat ein weitestgehend festgelegtes Mischungsverhältnis und variiert je nach Anwendung nur leicht: Es besteht zu etwa 75 Prozent aus Salpeter, 10 Prozent aus Schwefel und 15 Prozent aus Holzkohle. Allerdings war das begehrte Pulver trotz seiner Einfachheit in der Zusammensetzung aufgrund der Seltenheit seiner Zutaten sehr schwer herzustellen.

Schwefel kommt in Reinform in Europa beispielsweise nur an Vulkanen in größeren Mengen vor. So war im Mittelalter Island eine wichtige Quelle für Schwefel. Die Aufschließung von Erzen zur Schwefelgewinnung war Teil der Metallurgie und der Mineralogie, Fächer also, die im Mittelalter eng an die Alchemie geknüpft waren. Mit dem Zeitalter der Seefahrt wurden dann auch größere und reinere Quellen auf der Insel Java erschlossen.

Auch die Gewinnung von Salpeter, hauptsächlich Kalisalpeter, chemisch Kaliumnitrat genannt, war in alten Zeiten gar nicht so einfach. Eine Möglichkeit war, aus Guano, das bei der Ablagerung von Vogelexkrementen auf kalkhaltigem Boden entsteht, Salpeter zu gewinnen. Dieser Rohstoff wurde vor allem im 19. Jahrhundert in großen Mengen von südamerikanischen Inseln als Dünger und für die Schwarzpulverherstellung importiert. In Zeiten, in denen dies nicht möglich war, mussten Salpetersieder den begehrten Stoff überall da abbauen, wo er vorkam. Dies machte die Sieder zum einen zu Arbeitsnomaden und außerdem zu sehr unbeliebten Menschen. Dekrete vieler Landesfürsten sahen vor, dass sie in jedes Grundstück und jedes Gebäude eindringen durften, um nach Salpeterausfällungen an Wänden, im Gebälk und in Kellern zu suchen. Sie hatten die offizielle Erlaubnis, die betroffenen Stellen herauszubrechen und mitzunehmen. Dieser Mauersalpeter entsteht, wenn sich der in Boden, Mauerwerk und Mörtel enthaltene Kalk mit den stickstoffhaltigen Überresten aus Urin, Kot und Leichenmaterial von Mensch und Tier vermengt.

Als die Nachfrage ab dem 14. Jahrhundert immer weiter anstieg, wurden eigens Salpetergärten angelegt. Dabei wurden tierische Abfälle, Dung, Kot, Urin, Blut und Schlachtabfälle mit kalkhaltigen Erden und Asche vermengt und in Gruben geschüttet oder zu Haufen aufgetürmt. Regelmäßig wurden Jauche und Urin darübergeschüttet. Durch den Kontakt mit Sauerstoff bildete sich Salpeter, der aus dem verrotteten Material ausgewaschen wurde.

Um Natronsalpeter, der in riesigen Mengen in den Wüsten im Grenzgebiet zwischen Chile, Bolivien und Peru lagerte und der leicht zu Kalisalpeter umgewandelt werden konnte, entspann sich zwischen 1879 und 1884 sogar ein Salpeterkrieg. Erst 1916 wurde mit dem Haber-Bosch-Verfahren eine chemisch-industrielle Lösung gefunden, um zuerst große Mengen Ammoniak und anschließend daraus alle stickstoffhaltigen Verbindungen zu gewinnen – der Beginn der Industrialisierung, wie sie vor allem im Ersten und Zweiten Weltkrieg betrieben wurde. Der Schuss wurde das Mittel der Wahl. Zu Tausenden, zu Millionen, zu Abermillionen töteten und töten Schusswaffen Menschen.

Schießbaumwolle

Seit Mitte des 19. Jahrhunderts setzte sich als Treibmittel mehr und mehr die Nitrocellulose, auch »Schießbaumwolle« genannt, durch. Diese verbrennt rauchärmer und mit schnellerer Durchzündung, was dazu führte, dass weniger Material für die gleiche Wirkung benötigt wurde.

Die Nitrocellulose wurde 1846 vollkommen unabhängig von drei verschiedenen Chemikern entdeckt. Man fand heraus, dass reine Baumwolle in Kombination mit Nitriersäure, einem Gemisch aus konzentrierter Salpetersäure und konzentrierter Schwefelsäure, völlig neue Eigenschaften bekam. Veränderte man das Mischungsverhältnis der Nitriersäure, konnte man sogar zwei unterschiedliche Sprengstoffe erzeugen. Bei einem Stickstoffgehalt über 12,75 Prozent erhält man Cellulosetrinitrat, die eigentliche Schießbaumwolle, bei einem Gehalt darunter Cellulosedinitrat, hier spricht man von Kollodiumwolle. Sie ist weniger reaktiv, verbrennt schnell und mit einer hellen Flamme, aber nicht so heiß wie Schießbaumwolle. Vermengt mit Alkohol, dient Kollodiumwolle zum Wundverschluss, außerdem wird sie in der Farbenindustrie und der Fotografie eingesetzt. Häufig ist sie auch Sprenggelatine und diversen Klebstoffen beigemengt.

Schießbaumwolle hingegen verbrennt bei einer Explosionstemperatur von 3100 °C, eine Explosionsstärke, die immerhin anderthalbmal so stark ist wie die von TNT. Und: Sie verbrennt auch ohne das Vorhandensein von Luftsauerstoff. Der Vorteil im Vergleich mit Schwarzpulver: Es entsteht kein sichtbarer Rauch. Außerdem kann Cellulosenitrat auch für viele andere Verwendungen herhalten. Zelluloid, eine Kunststoffverbindung aus Cellulosenitrat und Campher, wurde bis 1951 als Hauptbestandteil für Filme genutzt. Daher sind im Verlauf der Kinogeschichte auch viele kleine und einige größere Katastrophen in Filmlagern und Kinos passiert – zum Glück ist das heute Geschichte. Alte Tischtennisbälle sind ebenfalls aus Zelluloid gefertigt und brennen wie Zunder. In Lacken, Klebstoffen und sogar in der DNA-Analytik werden immer noch große Mengen Cellulosenitrat verwendet.

Ein gefährliches Experiment

Schießbaumwolle ist auch heutzutage das Treibmittel der Wahl in Gewehrpatronen, was einem Jugendlichen 2018 mitten in Sachsen-Anhalt zum Verhängnis wurde, dazu gleich mehr. Es müssen nicht immer gewaltsame Zwischenfälle mit Schusswaffen sein, die Schaden anrichten, manchmal reichen auch einzelne Patronen oder ihre Bestandteile aus, um schlimmste Verletzungen zu verursachen, so wie im Fall des toten Jägers.

Was man vorab wissen muss: Bei Jägern und Sportschützen ist es üblich, dass sich manche ihre Patronen selber laden. Dies ist ein übliches Vorgehen, welches aber, wie eigentlich alles im Bereich der Schusswaffen und der Sprengstoffe, von Amts wegen stark reglementiert ist. Alle Werkzeuge, die benötigt werden, sind zwar frei verkäuflich. Sogar leere Patronen und Geschosse kann man sich in großen Mengen bestellen. Allerdings benötigt man für die Treibmittel in Form von Nitrocellulose oder Schwarzpulver eine Erwerbserlaubnis. Es reicht also nicht aus, dass man Jäger oder Sportschütze ist, sondern man muss zusätzlich einen Lehrgang besuchen und anschließend die erworbene Sachkenntnis nachweisen. Zudem wird eine Unbedenklichkeitsbescheinigung benötigt, das heißt, man sollte bestmöglich eine weiße Weste haben. Die Erlaubnis besteht immer für nur fünf Jahre und muss anschließend verlängert werden.

Felix, ein 13-jähriger Junge, hatte davon natürlich keinen Schimmer, als er sich mit diesem gefährlichen Stoff einließ. Felix lebte zum Zeitpunkt der Geschichte in einer betreuten Wohngruppe. Er hatte in seinem bisherigen Leben noch nicht viel Glück gehabt und galt als verhaltensauffällig und schwer erziehbar. An diesem Tag, der sein ganzes weiteres Leben beeinflussen sollte, war er wieder einmal mit seinen drei Freunden – auch sie lebten in der Wohngruppe – im Wald unterwegs.

Sie streunten wie sonst umher, wenn sie sich in baufälligen Gebäuden Buden zimmerten, Leute anpöbelten oder Dinge zerstörten. In letzter Zeit hatten sie damit begonnen, Sachen in die Luft zu jagen. Dazu besorgten sie sich Böller, Spiritus und andere potenziell brennende oder explosive Stoffe. Erstaunlicherweise ist der Erfindungsreichtum in solchen Momenten, unterstützt durch Internetrecherchen mit gehörigen Schreibfehlern, nicht zu bremsen. Ihr aktueller Plan, Napalm herzustellen, war schon gefasst.

Als Maria P., die zuständige Betreuerin und Sozialarbeiterin in der Wohneinrichtung, an diesem Donnerstagabend Schichtende hatte und gerade gehen wollte, kamen ihr vier schreiende Jugendliche entgegen. Dies war an sich in der Einrichtung nichts Ungewöhnliches, allerdings wirkte einer der Jungs kreidebleich und hatte seinen Arm in eine Jacke eingewickelt. Als sie bei Maria P. angekommen waren, riefen alle wild durcheinander, es sei ein Unfall passiert und Felix sei verletzt. Er selbst sagte nichts, offensichtlich stand er unter Schock. Langsam wickelte die Betreuerin die Jacke von Felix' Arm und erschrak: Eine große Wunde klaffte ihr entgegen, von Felix' rechter Hand war fast nichts mehr vorhanden.

Umgehend alarmierte Maria P. den Rettungsdienst, und dann ging es ganz schnell: ab in die Notaufnahme, von dort aus sofort zur Not-OP. Felix' Zeige- und Mittelfinger waren augenscheinlich durch eine Explosion aus ihren Gelenken in der Handwurzel gerissen worden. Ebenso der Daumen, von dem wenigstens noch ein Teil an einigen restlichen Sehnen an der Hand hing. Vom Ringfinger war lediglich das erste Fingerglied erhalten. Der kleine Finger wies schwere Verbrennungen auf. Insgesamt war auch die Handfläche in ihrer Form nicht mehr als solche erkennbar. Muskeln, Sehnen, Knochenfragmente und Gefäße lagen offen.

Die Not-OP dauerte zehn Stunden, und es gelang den Chirurgen durch Schrauben, Versteifungen, Metallplatten, Drähte und Spalthaut vom Oberschenkel, zumindest die grobe Form einer Hand wiederherzustellen. Ob der Daumen dauerhaft erhalten werden konnte, war nach der Operation noch nicht sicher zu sagen.

In ihrer Schuld schwiegen die Jugendlichen zunächst über das Vorgefallene, und als erste Details über den Unfall aus ihnen herausgelockt werden konnten, waren diese völlig widersprüchlich. Die Rede war von »Polen-Böllern«, dann von einer Mutprobe.

An dieser Stelle kamen wir ins Spiel. Zunächst wurde eine körperliche Untersuchung durch einen Rechtsmediziner durchgeführt. Diese wird in der Regel von der Polizei oder der Staatsanwaltschaft angeordnet. Hierbei geht es primär um die Dokumentation der Verletzungen, die später bei Gerichtsverhandlungen, zum Beispiel für die Klärung einer Schuldfrage oder eines Anspruchs auf eine Versicherungszahlung, zum Tragen kommt. Zunächst rätselten wir institutsintern, was zu den schwärzlichen Antragungen geführt haben könnte, die wir auf Fotos sahen, die von der Hand des Jungen während der ersten Untersuchung durch den Handchirurgen im OP gefertigt worden waren. Warum nur waren relativ große Areale der Hand verbrannt? Gegenüber dem untersuchenden Arzt und dem betreuenden Pfleger war Felix widerspenstig und starrsinnig – er wollte partout keine Angaben machen. Sichtlich überfordert mit dem Verlust seiner rechten Hand, waren ihm die polizeilichen Umfeldermittlungen egal.

Wir überlegten zunächst, ob wirklich Böller mit im Spiel gewesen sein könnten. Versuche mit illegalen Silvesterkrachern, wie sie an der deutsch-tschechischen und der deutsch-polnischen Grenze verkauft werden, zeigen regelmäßig das Zerstörungspotenzial dieser Sprengkörper. Diese – in Deutschland illegalen! – Feuerwerkskörper sind meistens als Blitzknallsätze konstruiert und bestehen aus Kaliumperchlorat und Aluminium- oder Magnesiumpulver. Die frei werdende Energie, selbst aus kleinsten Mengen, kann aufgrund der hohen Reaktionsgeschwindigkeit schwerste, im Nahbereich des Rumpfes, beispielsweise bei direktem Kontakt am Brustkorb, auch tödliche Verletzungen hervorrufen. So sind Suizide mit Sprengkörpern dieser Art bereits in der Fachliteratur beschrieben. Besonders gefährlich sind die Böller für das Gehör, durch ihre Splitterwirkung können sie auch die Augen böse schädigen. Oder tatsächlich Körperteile fast abreißen.

Irgendwann machte Felix gegenüber seinem Pfleger eine für einen Laien unwichtige, für Ballistiker und Rechtsmediziner aber höchst interessante Angabe. Er sagte, er habe eine kleine Menge von etwas auf ein Blatt Papier gekippt, was ein Zischen zur Folge gehabt habe. Dann habe er mehr draufgekippt, und dann sei es hell geworden. Von welcher Substanz genau er sprach, konnte allerdings nicht festgestellt werden. Wir überlegten: Die Verpuffung von Spiritus oder einer anderen Flüssigkeit hätte zu einer stärkeren Verbrennung geführt, und weil er von einem Blatt Papier sprach, war auch unwahrscheinlich, dass es sich um eine Flüssigkeit gehandelt hatte. Ein geöffneter Knallkörper hätte durch das Öffnen und Ausschütten an Kraft verloren. Allerdings fielen uns auf Anhieb zwei explosive Feststoffe ein, die zum Geschilderten passten: Schwarzpulver und Nitrocellulosepulver – Schießbaumwolle.

Bedenkt man, dass sich aus der Pulverfüllung einer Gewehrpatrone ungefähr so viel Gas entwickelt, wie in drei oder vier Wasserflaschen passt, und wie sich dieses Gas auf kleinstem Raum in einer Messingpatrone im Patronenlager verhält, kann man sich ungefähr vorstellen, welche urgewaltigen Kräfte im Inneren eines Gewehrs herrschen. Nitrocellulose ist im wahrsten Sinne des Wortes brandgefährlich. Im Freien, gezündet mit einem Feuerzeug, findet schon bei geringen Mengen, wie in diesem Fall auf einem Blatt Papier, eine sogenannte Deflagration, also eine Verpuffung mit schnellem Verbrennungsvorgang, statt. Dies erfolgt in der Regel mit heller Flamme und einem Zischen. Erst wenn die Zündtemperatur hoch genug ist, kommt es zur Detonation.

Wir hatten eine heiße Spur: Felix' Aussage passte zu unserer Vermutung. Die polizeiliche Prüfung ergab im Anschluss, dass der Vater der Pflegefamilie, in der Felix zeitweise untergebracht gewesen war, tatsächlich Sportschütze und Besitzer einer Wiederladerlizenz war. Er hantierte regelmäßig mit Nitrocellulose, versicherte jedoch der Polizei, dass die Flasche mit dem Pulver stets unter Verschluss gewesen sei. Kein Hinderungsgrund für Felix: Er hatte die Flasche entwendet und sie für die »Experimente« seinen Freunden mitgebracht. Fasziniert von dem Vorgang, dass das Pulver zischend auf einem Blatt Papier verpuffte, schüttete er eine größere Menge davon auf das Blatt. Durch den Schüttvorgang brannte die Flamme der Verpuffung in die

Flasche zurück und zündete schlagartig den gesamten Inhalt. So musste es gewesen sein. Wir gingen letztlich davon aus, dass die Flasche nicht komplett gefüllt gewesen war – in diesem Fall wären wohl noch gravierendere Verletzungen entstanden.

Das weitere Vorgehen wurde in diesem Fall der Polizei und den Ordnungsbehörden überlassen. Die größte Strafe für den Jungen war sicherlich der Verlust der rechten Hand. Aufgrund seines Alters war Felix nicht für seine Taten zu belangen. Gegen den Vater der Pflegefamilie wurde eine Ermittlung durch das Ordnungsamt eingeleitet, über deren Ausgang wir aber naturgemäß nichts erfuhren.

Was unsere Pappenheimer mit der Ballistik zu tun haben

Die Entwicklung des Schießpulvers hatte natürlich großen Einfluss auf die Schusswaffen und somit auf die taktischen Gegebenheiten der Kriegsführung. Ab Mitte des 14. Jahrhunderts gab es die Büchsenmeister, die in den mittelalterlichen Städten angesiedelt waren und das »Büchsenwerk« ausübten. Sie fertigten Handbüchsen, kleine Kanonen, die von einem Soldaten getragen werden konnten und somit den Vorläufer von Gewehren darstellen, außerdem Kanonen, Mörser und Bombarden. Kurz: Sie waren sowohl für die Herstellung und Wartung als auch für die Weiterentwicklung der Waffen zuständig. Darüber hinaus nahmen sie auch selbst an Feldzügen teil und waren dort als Bediener von schwerem Gerät eingesetzt. Als Beschäftigte in diesem Handwerkszweig hatten sie ein hohes Prestige und konnten einen stattlichen Lohn für ihre Dienste erwarten, da jeder Herrscher diese Fachleute an sich binden wollte.

Anfänglich waren die Handrohre noch wenig praktikable Waffen und konnten mit der Ladegeschwindigkeit von Langbögen nicht mithalten. Allerdings waren sie im Vergleich zu Armbrüsten sehr leicht herzustellen, und die Ausbildung eines Schützen dauerte nur einige Tage und keine Jahre wie bei einem Bogenschützen. Zudem war Bronze für das Rohr und Blei für die Projektile mittlerweile kostengünstig herzustellen. Plötzlich war es einem einfachen Fußsoldaten, der eine Woche zuvor noch als Bauer ein Feld bestellt hatte, möglich, einen gut ausgebildeten adligen Ritter in glänzender Rüstung aus hundert Metern Entfernung vom Pferd zu schießen. Die Kriegsführung begann sich zu diesem Zeitpunkt zu ändern. Burgen wurden nach und nach zu Festungen umgewandelt. Der Zerstörungskraft der Schusswaffen wurden im Festungsbau schräge Flächen entgegengesetzt, von denen Kugeln besser abgelenkt wurden. Auch die Rüstungsteile der Soldaten änderten sich durch die Verbesserung der Waffen.

In der Zeit der Renaissance spalteten sich die Berufe aufgrund einer immer weiter fortschreitenden Innovation und Spezialisierung in weitere Tätigkeiten auf. Kanonen, Mörser und Bombarden, also alle großkalibrigen Belagerungsgeräte, waren ab sofort bis ins 19. Jahrhundert den Stückgießern vorbehalten. Handfeuerwaffen wurden dagegen weiterhin von den Büchsenmachern produziert. Dieses Handwerk hat sich bis heute erhalten und kann in einer dreijährigen Ausbildung erlernt werden.

Die Spezialisierung auf Handfeuerwaffen brachte eine rasante Entwicklung im Bereich der Kriegstaktik mit sich. Ganze Truppenteile verschwanden innerhalb kurzer Zeit, sobald neue Schusswaffen entwickelt wurden. Taktiken änderten sich innerhalb weniger Jahre. Die große Triebfeder dieser Entwicklung stellte in Europa der Dreißigjährige

Krieg (1618–1648) dar. Immer wieder stoßen auch heute noch Bauern in der Nähe der Stadt Lützen in Sachsen-Anhalt beim Pflügen ihrer Äcker auf verwitterte Metallteile aus dieser Zeit. Teile von Geschirren, Metallspangen von Gürteln, Abzeichen, Münzen, Hufeisen, aber auch Projektile kommen so wieder ans Tageslicht.

Am 16. November 1632 fand hier eine bedeutende Schlacht des Dreißigjährigen Krieges statt: Die protestantische Armee des Schwedenkönigs Gustav II. Adolf traf auf die katholische Armee des Österreichers Ferdinand II., damals Kaiser des Heiligen Römischen Reiches. Dieser nahm selbst nicht an der Schlacht teil, seine Truppen wurden von Albrecht von Wallenstein und Gottfried Heinrich Graf zu Pappenheim angeführt. Pappenheim und Gustav II. Adolf sollten die Schlacht nicht überleben. Über die Verletzungen, die zum Tod der beiden Feldherren führten, ist viel überliefert und wissenschaftlich belegt – äußerst interessant für alle Ballistiker, die sich für Geschichte interessieren.

Der Dreißigjährige Krieg stellte in seinem Ausmaß und seiner Dauer die komplette nachfolgende europäische Geschichte auf den Kopf. Menschlich betrachtet war er eine Katastrophe. Als Wundballistiker kann ich mir die schrecklichen Verletzungen, die die Soldaten erlitten haben, durchaus vorstellen. Durch die hygienischen Zustände und die unzureichende Wundversorgung konnten zudem auch kleinere Verletzungen, beispielsweise durch Streifschüsse oder glatte Durchschüsse, tödlich enden. Direkte Treffer führten aufgrund der Größe der verwendeten Projektile zu schlimmsten Verletzungen. Ein Schädel aus dieser Zeit steht in einer Vitrine unseres Institutes. An einer Seite klafft ein Loch von mehreren Zentimetern Durchmesser. Daneben wird in einer Glasschale das ungefähr drei Zentimeter messende verwitterte Projektil aufbewahrt, das bei der Ausgrabung noch im Schädel steckte. Auf der anderen Seite des Schädels ist die gesamte Schädelplatte abgesprengt, jedoch nicht komplett abgelöst. Vermutlich durchschlug die Kugel den Helm des Soldaten, drang in den Kopf ein und blieb dort stecken, weil die Energie nicht mehr für einen Durchschuss ausreichte. Der Mann muss sofort tot gewesen sein.

Von einer ähnlichen Kugel und mindestens einer weiteren, kleineren Musketenkugel wurde Pappenheim im Schlachtgetümmel bei Lützen getroffen, als er mit seinen Kürassieren gegen die Schweden ins Feld zog. Diese mit Schusswaffen ausgerüsteten Reiter wurden aufgrund ihres Anführers auch »Pappenheimer« genannt. Ein Begriff, der sich bis heute gehalten hat – vermutlich weil Friedrich Schiller die Pappenheimer in seinem Drama »Wallensteins Tod« verewigte.

Aus ballistischer Sicht kann man Folgendes feststellen: Zuerst wurde Pappenheim vermutlich von Musketenkugeln in die Brust getroffen. Musketen waren eine Weiterentwicklung der Hakenbüchsen, auch Arkebusen genannt, die wiederum aus den Stockbüchsen des Mittelalters hervorgegangen waren. Sie waren nicht mehr so schwerfällig wie ihre Vorgänger, hatten ein besseres Zündsystem und schossen durch einen längeren Lauf auch präziser. Das Gewicht der Gewehre war aber immer noch beachtlich, weswegen die Musketen zum Schießen auf einen Stock mit einer Metallgabel aufgelegt wurden, was auch das Zielen vereinfachte. Diese Waffen waren als Vorderlader konstruiert. Viele Historienfilme zeigen den aufwendigen Ladevorgang solcher Waffen sehr eindrücklich. Zuerst wurde Schwarzpulver aus einem Horn in den Lauf geschüttet und dann ein Projektil mit einem Schusspflaster oder einem Stück Stoff in den Lauf gestopft, um es anschließend mit einem Ladestock zu verdichten. Erst dann konnte geschossen werden. Bei einem Waffengewicht von bis zu 15 Kilogramm war dies ein aufwendiger, zeitraubender und kräftezehrender Prozess.

Man kann also annehmen, dass der Musketenschuss, der Pappenheim in die Brust traf, durchaus gezielt auf den General abgegeben wurde. Der zweite Schuss aus einem Falkonett, einer kleinkalibrigen Kanone, traf ihn in die Hüfte. Er wurde in einer Kutsche in die Pleißenburg nach Leipzig gebracht, wo er in den frühen Morgenstunden des 17. November 1632 verstarb. Diskutiert wird in anderen Quellen, dass er bereits auf der Fahrt oder schon auf dem Schlachtfeld verschied, was in Anbetracht der geschilderten Verletzungen ebenfalls plausibel wäre. Über die genaue Lokalisation der Verletzungen finden sich allerdings keine Angaben. Daher dürfte ein Verbluten als Todesursache am wahrscheinlichsten sein. Unerkannte oder unbehandelte Verletzungen des Beckens sind auch heute noch nach Unfallereignissen ein häufiger Grund für ein inneres Verbluten.

Anders sah es bei Gustav II. Adolf aus. Er wollte die kaiserlichen Truppen am Morgen des 16. November bei Lützen überraschen. Diese waren aber informiert und konnten sich dementsprechend auf die nahende Schlacht vorbereiten. Wallenstein schickte einen Brief an Pappenheim mit der Order, sich von Halle/Saale aus schnellstmöglich nach Lützen zu begeben. Dieser Brief ist erhalten, denn er fand sich gefaltet im Harnisch von Pappenheim, und während das Briefpapier in der Mitte weiß geblieben ist, sind die Ränder von seinem Blut rot getränkt. Als Pappenheim gegen 12 Uhr auf dem Schlachtfeld eintraf und begann, die schwedischen Linien zu attackieren, griff Gustav II. Adolf gegen den Rat seines Reichskanzlers in das Geschehen ein. Er ritt auf seinem Pferd »Streiff« und wurde durch den Nebel aus Pulverdämpfen von seinen Soldaten getrennt.

Plötzlich fand er sich inmitten von gegnerischen Soldaten wieder und wurde sogleich von einem kaiserlichen Musketier oberhalb des linken Ellenbogens getroffen. Der Überlieferung nach soll diese Verwundung so massiv gewesen sein, dass die zersplitterten Knochen zu sehen waren, was der wundballistischen Wirkung der Kugeln absolut gerecht wird. Als er versuchte, sich zurückzuziehen, wurde er von einer Pistolenkugel knapp unterhalb des rechten Schulterblatts in den Rücken getroffen. Der kaiserliche Soldat, der diesen Schuss abgab, Moritz von Falkenberg, war zuvor von Gustav II. Adolf aus der schwedischen Kriegsgefangenschaft entlassen worden. Auch er starb später durch eine Schussverletzung in der Schlacht. Da das Pferd »Streiff« ebenfalls getroffen worden war, ging es durch. Der Schwedenkönig stürzte, blieb zunächst noch im Steigbügel hängen und wurde einige Meter weit mitgeschleift. Als er schließlich am Boden liegen blieb, wurde noch mehrfach auf ihn eingestochen. Ein kaiserlicher Kürassier schoss ihm darüber hinaus in den Kopf, anschließend wurde die Leiche geplündert. Man stelle sich vor, wie wir heute im Sektionssaal so eine Leiche untersuchen würden. Da wäre eine Rekonstruktion bestimmt gar nicht so einfach, allein weil die Kellerräume bei Schussversuchen durch die Pulverdämpfe gar nicht betretbar wären. Aber die Historiker haben ja noch mehr Indizien gehabt.

Über den Tod des Königs der Schweden weiß man deswegen so gut Bescheid, weil sein Waffenrock, das Koller aus Elchleder, mit allen Einschüssen und Einstichen bis heute erhalten ist. Dieser Waffenrock wurde nach der Schlacht dem Rivalen Kaiser Ferdinand II. persönlich überbracht und war bis nach dem Ersten Weltkrieg in den Heeressammlungen in Wien ausgestellt, bevor er als Dank für die Hilfe des schwedischen Roten Kreuzes bei einer Hungersnot in Österreich nach Schweden zurückkam. Er ist bis heute, zusammen mit dem ausgestopften Pferd »Streiff«, das immerhin erst 1633 starb, in der Leibrüstkammer in Stockholm ausgestellt.

Mit den Augen des Wundballistikers betrachtet, lässt sich die Todesursache recht gut eingrenzen: Auf der Rückseite des königlichen Waffenrocks erkennt man einen Einschuss, jedoch gibt es keinen Ausschuss auf der Vorderseite. Es handelte sich also um einen Steckschuss in die rechte Lunge. Zu der damaligen Zeit war dies ein sicheres Todesurteil, denn im Brustraum, welcher permanent unter Unterdruck steht, konnte man früher nicht operieren. Außerdem weist der Rand des Einschusses Verbrennungen auf, was darauf schließen lässt, dass Moritz von Falkenberg aus einer kurzen Distanz geschossen haben muss. Es ist ziemlich wahrscheinlich, dass Gustav Adolf bereits nach diesem Schuss tot war.

Ich finde aus dieser Zeit allerdings nicht nur die Geschichten über die Anführer spannend. Es gibt auch viele Funde normaler Fußsoldaten, über deren Tod sich aus ballistischer Sicht viel aussagen lässt. Überreste aus geborgenen Massengräbern liefern einmalige Einblicke. Ein großer Teil der Soldaten starb vermutlich an Kopfschussverletzungen. Im 17. Jahrhundert war die Gefechtsfeldchirurgie noch nicht ausreichend entwickelt, um ein Überleben nach einer solchen Verwundung zu ermöglichen. In einigen Schädeln fanden die Archäologen sogar noch feststeckende Bleiprojektile. Es handelt sich um relativ schwere Projektile, die mit mäßiger Geschwindigkeit flogen und die mitgebrachte hohe Energie aufgrund ihres vergleichsweise großen Querschnitts im Ziel schnell abgaben: Eine zweifache Durchdringung von Schädelknochen war selten. Aus modernen Waffen abgefeuerte Flintenlaufgeschosse mit ähnlicher Größe und Gewicht durchschlagen vergleichbare Strukturen problemlos, da mit moderner Nitrocellulose höhere Geschossgeschwindigkeiten erreicht werden und die Projektile stromlinienförmiger und nicht kugelrund sind.

Auch nach dem Dreißigjährigen Krieg kam die Weiterentwicklung der Waffen selbstverständlich nicht zum Stillstand. Allerdings differenzierten sich deutliche Untergruppen heraus, die sich fortan in ihrer Funktion und Gebrauchsweise nicht mehr änderten und auf die ich im nächsten Kapitel genauer eingehen werde. Denn wer sich mit der Entwicklung der Waffen auskennt, hat auch bei heutigen Schusswaffenverletzungen wertvolles Fachwissen erworben.

3 SCHUSSWAFFEN

»Viel zu viel wird investiert in Waffen und in Krieg,
Ich schlage vor wir lassen das, dann ha'm wir mehr Geld für Musik
Ein Vorteil liegt klar auf der Hand: Musik will nichts zerstör'n
Und wer nicht dauernd schießen muss, hat mehr Zeit sie zu hör'n«

Farin Urlaub aus »Der ziemlich okaye Popsong«

Das Fünf-Stunden-Bolzenschussrätsel der Polizei

Manchmal sind die Beamten, die als Erstes am Tatort ankommen, nicht zu beneiden. Vor allem, wenn Fehleinschätzungen zu großen Polizeieinsätzen mit einer Beteiligung der Kriminaltechnik und der Kriminalpolizei führen, werden ihnen im Nachgang – gerne auch unterschwellig – ihre Handlungen »aufs Brot geschmiert«. Für langfristigen Spott unter Kollegen ist da natürlich gesorgt. Der nachfolgend geschilderte Fall zeigt anschaulich, dass ein breites Allgemeinwissen immer nützlich sein kann – auch wenn es um Schusswaffen geht.

Als die Eheleute O. in der Nacht zwei Knalle wahrnahmen und am nächsten Tag im Nachbarhaus die Rollläden nicht geöffnet wurden, verständigten sie die Polizei. Die eintreffenden Beamten fanden eine unverschlossene Haustür vor, in deren Schloss ein Schlüsselbund von außen steckte. Als sie im Haus nach den Bewohnern suchten, fanden sie im Obergeschoss zwei leblose Personen auf einem Ehebett. Da zumindest von der männlichen Person noch Lebenszeichen wahrzunehmen waren, wurden ein Rettungswagen und ein Notarzt angefordert. Zudem wurde die Kriminalpolizei alarmiert, weil der Mann im Bereich der Stirn offenbar eine Schussverletzung aufwies. Auf dem Kopfkissen, auf dem die weibliche Leiche lag, fanden sich große Mengen Blut.

Der herbeigerufene Notarzt stellte bei der Frau den Tod fest. Der Mann lebte noch und wurde von den Sanitätern umfangreich versorgt. Dazu wurden auch Möbel verrückt, da das Schlafzimmer sehr klein war. Nach Abschluss des Rettungseinsatzes wurde der Mann in die Klinik abtransportiert, um die Verletzung – offensichtlich von einem Kopfschuss stammend – zu behandeln.

Derweil waren die Kriminalpolizei und die Kriminaltechnik eingetroffen. Mittlerweile hatten die anwesenden Einsatzkräfte herausgefunden, dass die tote Frau am Hinterkopf eine Schussverletzung aufwies, aber trotzdem konnten sie keine Tatwaffe finden. Wo mochte sie sein? Wer hatte hier wen umgebracht? Gab es einen dritten Beteiligten, der das Haus durch die Tür verlassen und die Waffe mitgenommen hatte? Das Geschehen war unklar, und so rollte die große Maschinerie der Tatortarbeit an, und ein Rechtsmediziner wurde hinzugerufen. Abschiedsbriefe fanden sich keine, und da der Schlüssel von außen steckte, waren sich alle Polizisten einig: Hier musste weiter ermittelt werden.

Der Rechtsmediziner traf zügig ein, um durch eine Leichenschau weitere Erkenntnisse zu gewinnen, allerdings konnte er vier Stunden lang erst einmal nichts tun: Die Arbeit der Spurensicherung war in vollem Gange, sodass der Zugang zur weiblichen Leiche blockiert war. Ja, so ist das im Leben eines Forensikers, nicht immer erhalten wir sofort Zugang zum Tatort, ganz anders, als sich das im Krimi in TV und Serien meist darstellt. Erst einmal müssen die umfangreichen DNA- und Faserspuren gesichert werden, das hat oberste Priorität. Aber als dann der Tatort freigegeben wurde, ging es auf einmal ganz schnell: Der Rechtsmediziner warf einen kurzen Blick auf den Leichnam der Frau und ging danach zur Verwunderung der Polizisten schnurstracks zur Bettseite, auf der der Mann gefunden worden war. Er hob die große Doppelmatratze ein Stück an, und zum Vorschein kam ein Bolzenschussgerät. Die Anwesenden werden nicht schlecht gestaunt haben.

Das Rätsel klärte sich nun schnell auf: Beim Drehen des weiblichen Leichnams kam eine verschossene Platzpatrone zum Vorschein. Auf die Nachfrage des Rechtsmediziners, welchen Beruf die beiden mittlerweile berenteten Personen ausgeübt hatten, bekam er zur Antwort: Fleischereimeister und Verkäuferin in einer Fleischerei. Das erklärte natürlich den Besitz eines Bolzenschussgeräts. Und langsam klärten sich die Fragen.

Tatsächlich handelte es sich um einen gemeinsamen Suizid, wozu auch alle anderen Hinweise passten. Es fanden sich keinerlei Spuren eines Kampfes oder anderer Abwehrhandlungen. Beide Personen waren durch unterschiedliche Vorerkrankungen schwer eingeschränkt. Es musste so gewesen sein, dass der Mann zuerst seine Frau mit dem aufgefundenen Bolzenschussgerät umgebracht hatte und anschließend versucht hatte, sich selbst das Leben zu nehmen. Er überlebte noch weitere neun Tage und verstarb in der Klinik. Auch er hatte den Versuch der Selbsttötung nicht überlebt.

Schlachtschussapparate, auch Bolzenschussgeräte genannt, kommen häufig bei sogenannten berufsgruppenassoziierten Suiziden zum Einsatz. Wie aber ist so ein Gerät aufgebaut? Wie der Name schon vermuten lässt, wird dabei ein Bolzen geschossen, verlässt aber nur auf einer bestimmten Länge den Lauf des Gerätes. Ursprünglich wurde das Gerät erfunden, um Tiere vor dem Schlachten schnell zu betäuben. Dabei wird eine Platzpatrone, die sich im oberen Teil des Gerätes befindet, mittels eines Schlagbolzens, der über einen Hebel ausgelöst wird, gezündet. Das entstehende Gas treibt dabei den Schussbolzen nach vorn, der sofort nach dem Hervorschießen von Gummiringen oder Federsystemen gebremst wird. Dabei tritt der Bolzen nur mit geringer Tiefe in das Gehirn ein, charakteristisch ist dabei eine kreisrunde Stanzmarke auf der Haut, die letztlich die Front des Gerätes abbildet. Bei Delikten mit Bolzenschussgeräten findet sich nie ein Projektil, und am Ende des vermeintlichen Schusskanals findet sich ein trichterförmig ausgebrochenes Knochenfragment.

BOLZENSCHUSSGERÄT MIT STANZMARKE

1 Bolzenschussgerät
2 Hautdefekt bei Sektion
3 »Waffengesicht« und Hautdefekt kombiniert

1
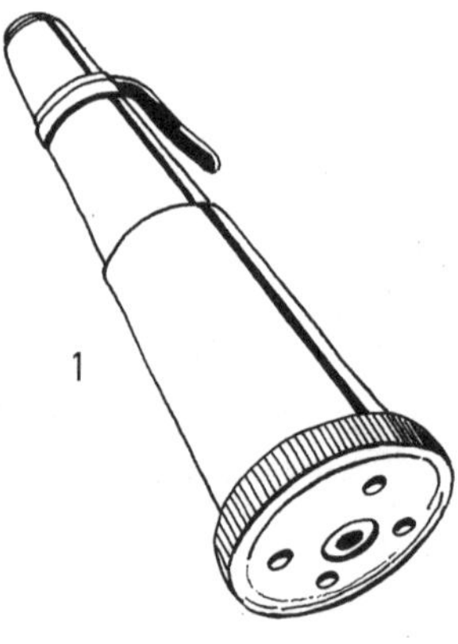

2
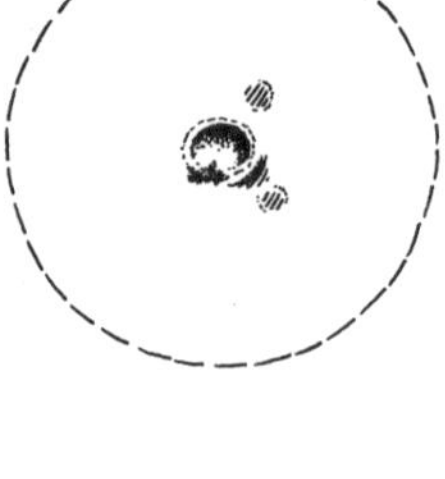

3
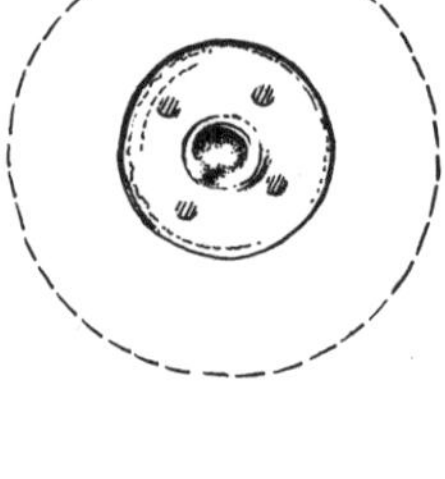

Genau so ein Knochenfragment wurde bei der Notoperation des Mannes in diesem Fall und bei der Obduktion seiner toten Frau gefunden – der Rechtsmediziner war also auf der richtigen Spur gewesen. Die polizeilichen Ermittlungen wurden eingestellt.

Wie selten es ungeklärte Todesfälle mit Bolzenschussgeräten geben dürfte, kann sich jeder vorstellen. Nachvollziehbar wird dann auch das kriminalistische Aufgebot, das angefordert worden war. Und glücklicherweise war in diesem Aufgebot die richtige Person dabei gewesen. Hier gilt der Ausspruch: »Lieber einmal zu viel als einmal zu wenig.« Oder passender: »Lieber einer zu viel als einer zu wenig.«

Lang oder kurz? – Pistole oder Gewehr?

Schlachtschussapparate gelten nicht als Waffen im Sinne des Waffengesetzes. Trotzdem sind Besitz und Handhabung streng reglementiert. Dass sie auch für Ballistiker eine Ausnahmeerscheinung sind, dürfte im Fünf-Stunden-Fall deutlich geworden sein. Mit welchen Waffen hat es die Rechtsmedizin sonst so zu tun? Grundsätzlich gibt es Kurz- und Langwaffen. Diese Einteilung bezieht sich, wie der Name schon sagt, darauf, welche Länge die jeweilige Waffe hat.

Kurzwaffen

Fangen wir bei den kleineren Waffen, den Kurzwaffen, an. Jeder kennt sie aus Actionserien und -filmen, aus Western und dem sonntäglichen *Tatort:* die Pistolen und Revolver der Geheimagenten, Cowboys und Polizisten. James Bond wäre nichts ohne seine Pistole Walther PPK im Kaliber

7,65 mm, die der Agent mit der Lizenz zum Töten mit sich trägt, seit Sean Connery ihn 1962 in »Dr. No« das erste Mal verkörperte, und die sich in ihrer Bauart seit damals nicht großartig verändert hat.

Die Definition einer Kurzwaffe leitet sich im Waffenrecht aus der Definition einer Langwaffe ab. Langwaffen sind per Gesetz Schusswaffen, »deren Lauf und Verschluss in geschlossener Stellung insgesamt länger als 30 cm sind und deren kürzeste bestimmungsgemäß verwendbare Gesamtlänge 60 cm überschreitet« (WaffG). Kurzwaffen besitzen also vereinfacht gesagt ein »Abschusssystem« bis 30 cm Länge und sind insgesamt, beispielsweise mit einem Griff oder einer Schulterstütze, nicht länger als 60 cm. Mehr muss man dazu nicht wissen. Die klassische abgesägte Schrotflinte aus Gangsterfilmen ist damit per Definition eine Kurzwaffe, zumindest wenn der Mafioso die Metallsäge großzügig angesetzt hat.

Kurzwaffen werden, wie zuvor beschrieben, hauptsächlich in Pistolen und Revolver eingeteilt. Eine weitere Unterteilung ist die in Faustfeuerwaffen und Handfeuerwaffen. Faustfeuerwaffen sind dabei einhändig bedienbare Waffensysteme mit kurzen Läufen. Handfeuerwaffen wie Gewehre werden zweihändig bedient und besitzen lange Läufe. Jetzt können sich einige Leser sicherlich auch vorstellen, eine Schrotflinte oder ein Maschinengewehr wie im Film »Terminator« oder »Rambo« einhändig zu bedienen, dies hat sich aber in der Realität aus diversen Gründen nicht durchgesetzt. Die eben angesprochene abgesägte Flinte des Mafioso würde ihm beim Schuss aus einer Hand durch den Rückstoß nach oben schnellen und ihm vermutlich ein blaues Auge verpassen. Sie würde also eher zu den Hand- als zu den Faustfeuerwaffen zählen. Aber erst einmal der Reihe nach.

Revolver

Ein Revolver hat eine Trommel, in der die Patronen lagern. Pistolen besitzen hingegen Magazine. Der Revolver kann als Single- (SA) oder Double-Action (DA) ausgeführt sein, wobei beim Single-Action-Revolver der Schlagbolzen oder Hahn immer erst manuell gespannt werden muss, damit sich die Trommel um eine Position weiterdreht und eine neue Patrone zum Abschuss bereit ist. Der Hahn ist gespannt, die Betätigung des Abzugs löst dann den Schuss aus. Diese Waffen sieht man sehr häufig in den Spaghettiwestern, wenn akrobatisch aus der Hüfte geschossen wird und der Protagonist meist schnell hintereinander mit der linken Handkante den Hahn betätigt.

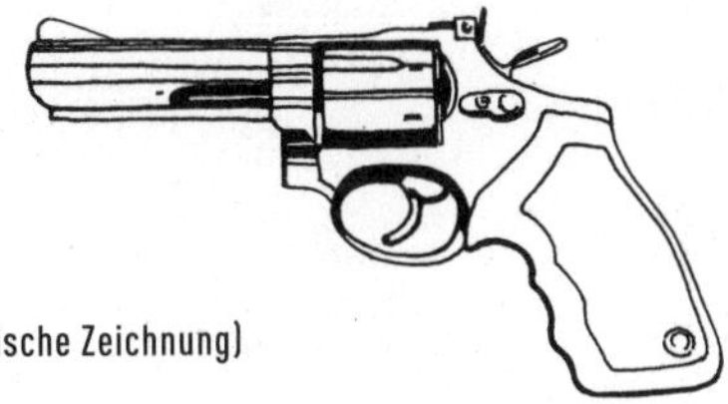

Revolver
(schematische Zeichnung)

Die modernen Double-Action-Revolver können, aber müssen nicht am Hahn gespannt werden. Mit dem Betätigen des Abzugs passieren bei so einer Waffe zwei Dinge: Zum einen dreht sich die Trommel auf die nächste Position, und der Hahn spannt sich. Danach schlägt der Hahn nach vorn und löst die Patrone aus. Der Schuss bricht.

Der Vorteil an Revolvern liegt darin, dass es die problemlose Variation der Länge und Größe der Trommel in der Konstruktion ermöglicht, wesentlich längere und damit stärkere Patronen zu laden als bei Pistolen. Allerdings ist die Schussanzahl dadurch stark begrenzt. Zum Beispiel gibt es einen Revolver – in den USA, wo auch sonst –, in den Patronen passen, von denen jede in ihrem unverfeuerten Zustand so groß wie ein Lippenpflegestift ist: das Kaliber .500 S&W von Smith & Wesson. Wenn man nicht gerade mit einem Flugzeug in einem Gebiet abstürzt, in dem es große Raubtiere gibt, braucht man so etwas nicht. Die längste Variante dieser Waffe ist 45 cm lang und besitzt in dieser Ausführung einen eigenen Tragegurt, was die Praktikabilität fast schon satirisch vollumfänglich beschreibt.

Da der Vorteil bei Revolvern aber definitiv in der höheren Durchschlagskraft liegt, haben sich im Vergleich zu Pistolen stärkere Kaliber etabliert. Deshalb werden diese Waffen gerne von Jägern für Nachsuchen auf verunfalltes oder krankes Wild geführt, wenn nicht riskiert werden soll, dass ein grimmiges Wildschwein den Jäger angreift. Auch bei Mitarbeitern von Firmen, die mit Geldtransporten ihr Geld verdienen, sind Revolver beliebt, da sie sicher, schnell und einfach zu bedienen sind.

Pistolen

Die meisten modernen Pistolen sind sogenannte halbautomatische Selbstladepistolen. Hierzu zählen auch sämtliche Dienstpistolen der Polizei. Bei einer solchen Waffe lagern Patronen in einem Magazin, das im Griff der Pistole untergebracht ist, was das Nachladen sehr schnell und unkompli-

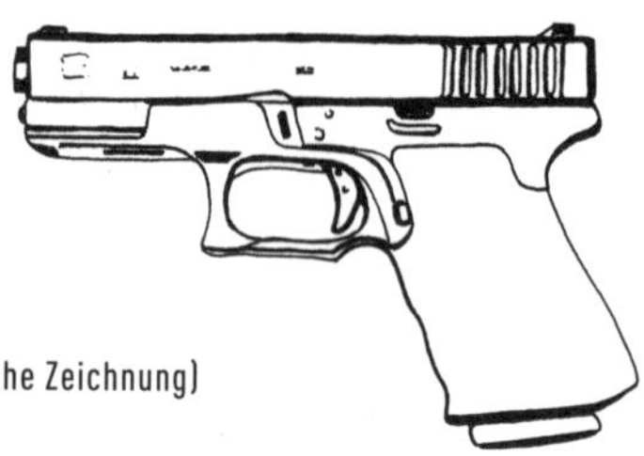

Pistole
(schematische Zeichnung)

ziert macht. Der Mechanismus ist komplizierter als beim Revolver, und es gibt mehr Bauteile.

Eine Pistole besteht aus einem Griffstück, einem Lauf, einem Verschluss, auch Schlitten genannt, einem Verschlussfanghebel und einem Federsystem. Es gibt wiederum verschiedene Systeme, in denen mehrere Teile miteinander verbaut sind. Bleiben wir vorerst bei der Standardpistole der Bundeswehr. Das Griffstück ist mit einer Schiene ausgestattet und beherbergt das Magazin und das Federsystem. Der Verschluss, hier auch als Schlitten bezeichnet, wird mit dem Laufsystem von vorne über das Griffstück geschoben und umschließt dann den Lauf und das Federsystem, das Ganze wird vom Verschlussfanghebel zusammengehalten.

Was passiert bei einem Schuss? Das volle Magazin wird in die Waffe geschoben. Durch Zurückziehen des Verschlusses, man kennt diese Handbewegung aus jedem Thriller, wird die erste Patrone in das Patronenlager befördert. Wird nun der Abzug betätigt, löst der Schuss aus, das entstehende Gas drückt gegen den Widerstand des Federmechanismus den Schlitten nach hinten, die verschossene Patrone fliegt dadurch aus der Waffe. Durch den Gegendruck der Feder wird der Verschluss wieder nach vorne geschoben und die nächste Patrone ins Patronenlager befördert. Nun muss bei halbautomatischen Waffen wieder der Abzug betätigt werden. Ist der letzte Schuss abgefeuert, hält der Verschlussfanghebel den Schlitten hinten, damit das Magazin gewechselt werden kann.

Wie bei den Revolvern gibt es hier unzählige verschiedene Konstruktionsweisen, was dazu führt, dass man sich immer erst mit dem System der Waffe vertraut machen muss, bevor man mit ihr schießt. Und es erklärt auch, warum bei den Landeskriminalämtern und beim Bundeskriminalamt ganze Abteilungen nur für Schusswaffen zuständig sind.

Langwaffen

Zu den Langwaffen zählen Flinten mit glattem Lauf, Büchsen mit gezogenem Lauf und alle ihre Unterkategorien und Kombinationen. Im rechtsmedizinischen Kontext hat man seltener mit Zwischenfällen durch Langwaffen zu tun. Dies liegt am restriktiven Waffenrecht in Deutschland. Meistens sind es Jagdunfälle oder Suizide, bei denen mit Langwaffen hantiert wird. Eine Ausnahme sind terroristische Anschläge, bei denen auch zunehmend vollautomatische Sturmgewehre eine Rolle spielen. Durch ihren längeren Lauf sind sie in der Lage, Projektile auf eine gestrecktere und damit stabilere Flugbahn zu bringen, was auf eine größere Entfernung die Präzision erhöht.

Flinten

Der Begriff »Flinte« rührt aus der Zeit des Dreißigjährigen Krieges und bezeichnete ursprünglich eine Waffe, die mit dem Funkenschlag eines Flintsteins gezündet wurde. Wie die Vorgänger besitzen Flinten auch heute noch einen glatten Lauf. Im Prinzip handelt es sich um nichts anderes als ein Stahlrohr, an dessen Ende eine Zündvorrichtung eine Patrone auslöst.

Bei den Flinten haben sich heute mehrere Formen durchgesetzt, der Standard sind meist doppelläufige Waffen. Sie werden »Bockwaffen« genannt, wenn die Läufe übereinander aufgebockt, also zusammengelötet, sind. Bei »Doppelwaffen« sind die Läufe nebeneinander angeordnet. Die Flinten, die so als Einzellader konstruiert sind, zählen in der Regel zu den Kipplaufwaffen. Dabei werden zum Nachladen über einen Hebel die Läufe mit den Patronenlagern nach vorn abgekippt. Es gibt Exemplare mit einem Abzug, der nacheinander beide Läufe auslöst, oder mit zwei unabhängigen Abzügen, die jeweils einen Lauf auslösen.

Zudem gibt es sogenannte Repetierflinten, die ein Magazin besitzen und durch einen mit der Hand zu bedienenden mechanischen Vorgang die verschossene, leere Patrone auswerfen und eine neue Patrone in das Patronenlager einschieben. Die Repetierflinte, die die meisten Menschen kennen, ist die in amerikanischen Actionfilmen zu sehende »Pump Gun«. Die charakteristische Handbewegung mit dem ebenso ikonischen Nachladegeräusch ist mittlerweile fest in der Filmhistorie verankert. Als Beispiel zu nennen wäre hier die italienische Franchi SPAS-12, die auch in den Filmen »Terminator« und »Matrix« vorkommt. Diese Waffen sind in Deutschland vergleichsweise selten und werden außerhalb der Unterwelt eher von Sondereinsatzkommandos verwendet.

Als dritte Hauptvariante gibt es halbautomatische Flinten, die nach jedem Schuss selbstständig die leere Patrone auswerfen und eine neue in das Patronenlager befördern, ähnlich wie bei den halbautomatischen Pistolen. Diese Waffen werden hauptsächlich jagdlich eingesetzt, wenn es darum geht, gezielt Gänseschwärme zu bejagen und schnell hintereinander einzelne Tiere ins Visier zu nehmen. Außerdem hat sich um das Flintenschießen in mehreren Disziplinen eine Sportart entwickelt, das Tontaubenschießen in verschiedensten Variationen.

Die glatten Läufe bringen es mit sich, dass nur Schrot und Flintenlaufgeschosse aus den Waffen verfeuert werden können. In einigen Regionen werden Flinten allerdings auch zum Verschießen von Gummigeschossen und sogenannter Bean Bags, kleiner Säckchen mit einer Füllung aus unterschiedlichem Granulat, eingesetzt. Diese als »nicht tödlich« klassifizierten Waffen können jedoch trotzdem schwerste

Verletzungen verursachen, welche auch zum Tod führen können, wenn beispielsweise der Kopf getroffen wird.

Büchsen

Als Büchsen werden heute Langwaffen mit einem gezogenen Lauf bezeichnet. Dies bedeutet, dass der Lauf wie bei den Pistolen und Revolvern ein Profil aus sogenannten Zügen und Feldern besitzt. Über die gesamte Länge des Laufs sind im Inneren spiralförmig verlaufende Rillen eingezogen, welche entweder einen Links- oder einen Rechtsdrall beim Geschoss erzeugen. Die verschossenen Projektile werden in eine Drehung um ihre Längsachse versetzt und dadurch stabilisiert. Kleinere Geschosse weisen dabei physikalisch bedingt eine höhere Drehzahl auf als größere, schwerere Geschosse. So werden sie weniger anfällig gegen äußere Einflüsse wie beispielsweise Windböen.

Büchsen schießen also weiter und sind präziser als Flinten, weil die Projektile mehr Energie übertragen bekommen. So sind gezielte Schüsse auf weite Distanzen möglich, wohingegen Schrot sehr schnell seine Wirkung verliert. Dies macht sie seit ihrer Entwicklung zur Waffe der Wahl in Kriegszeiten. Auch Büchsen gibt es als Bock- oder Doppel-Einzelladerwaffen beziehungsweise als Kipplaufwaffen. Diese besitzen meistens größere Kaliber und sind für die Großwildjagd ausgelegt.

Als Repetiergewehre waren Büchsen auch in den zwei Weltkriegen die Standardwaffe vieler Infanteriesoldaten. Die USA gingen jedoch frühzeitig einen anderen Weg und gaben den Soldaten mit der M1 Garand eine halbautomatische Waffe mit auf den Weg. Der Gasdruck des Pulvers befördert die jeweils verschossene Patrone nach draußen und lädt automatisch eine neue in das Patronenlager. Der Schütze musste nun nur den Abzug betätigen, um den nächsten Schuss abzufeuern. Diese gesteigerte Feuerrate brachte einen entscheidenden Vorteil. Allerdings hatte eine charakteristische Eigenschaft dieser Waffe einen Nachteil. Waren die acht Patronen verschossen, wurde automatisch auch der Patronenrahmen ausgeworfen, der den Nachladevorgang beschleunigte. Dies geschah mit einem lauten »Bling«, welches man heute noch in der Serie »Band of Brothers« und im Film »Der Soldat James Ryan« sehr häufig hört. Durch dieses Geräusch wusste der Gegner, dass man gerade keine Patrone im Gewehr hatte …

Parallel zu den halbautomatischen Waffen entwickelten sich Maschinenpistolen und vollautomatische Sturmgewehre, welche ebenfalls, angetrieben durch den Gasdruck oder den Rückstoß, die verschossenen Patronen selbstständig auswerfen und neue Patronen zum Abschuss in das Patronenlager einführen. Die vollautomatischen Gewehre und die Maschinengewehre sind im privaten Besitz in Deutschland verboten und unterliegen dem Kriegswaffenkontrollgesetz.

Jagdlich werden heute Büchsen als Einzelladerwaffen, als Repetiersysteme oder als halbautomatische Gewehre gefertigt. Sportlich, gerade im Biathlon, haben sich kleinkalibrige Repetiergewehre durchgesetzt.

Kombinierte Waffen

Eine Besonderheit stellen, hauptsächlich im jagdlichen Bereich verwendet, die sogenannten kombinierten Waffen dar. Sie zählen im Handwerk der Büchsenmacher zur Königsdisziplin. Hierbei werden zwei oder drei Flinten- und Büchsenläufe miteinander kombiniert. Der Vorteil besteht darin, dass man je nach Kaliberzusammensetzung sowohl Schrot als auch Kugeln aus ein und derselben Waffe verschießen kann. Jagdlich ist man so auf jede Wildart vorbereitet. Die Störanfälligkeit alter Waffen dieser Bauart ist sehr hoch und führt immer wieder zu gefährlichen Zwischenfällen – siehe Peter H.

Schreckschusswaffen und Druckgaswaffen

Diese Waffen sind in Form und Erscheinung meistens Nachbauten von echten Pistolen und Revolvern und sollen eine abschreckende Wirkung erzielen. Häufig sehen sie täuschend echt aus, was es vor allem im polizeilichen Einsatz schwierig macht, das Gefahrenpotenzial eines Schützen zu beurteilen. Diese Waffen sind nicht für das Verschießen von regulärer Patronenmunition konstruiert und bestehen daher aus schwächerem Material. Zudem verfügen sie über Sperren, die den Lauf verengen oder kreuzweise verschränkt den Lauf blockieren, damit keine Kugeln oder Geschosse vor die Patrone eingeführt werden können. Revolver besitzen eine verengte Trommel. Beim Abfeuern wird kein Geschoss aus dem Lauf gedrückt, sondern lediglich ein Gas, das einen Knall erzeugt. Schreckschusswaffen können allein aufgrund ihrer produzierten Gasmenge und der hohen Ausströmgeschwindigkeit lebensgefährliche Verletzungen verursachen.

Die Munitionssorten für Schreckschusswaffen werden nach der Kaliberangabe meistens mit einem P.A.K. für »Pistole Automatik Knall« ergänzt. Das häufigste Kaliber, die 9 mm P.A.K. besitzt eine Hülsenlänge von 22 mm. In der Metallhülse befindet sich eine weitere Hülse aus Plastik, die nach vorn eine Sollbruchstelle aufweist. Die Farbe dieser Plastikhülse sagt etwas über die Füllung der Patrone aus. Grüne Patronen sind mit Nitrocellulose gefüllt und gelten als die klassischen Schreckschusspatronen, da sie neben dem Knall auch einen hellen Mündungsblitz erzeugen. Kartuschen mit einem noch helleren Blitzknallsatz sind hellblau eingefärbt, Patronen mit Reizstoff gelb und Patronen mit einer pfeffersprayähnlichen Ladung rot.

Verbotene Waffen

Waffen, die den Anschein erwecken, sie wären ein anderer Gegenstand, sind nach dem Waffengesetz verboten. Dies betrifft nicht nur Schuss-, sondern auch Stichwaffen. Bei den Schusswaffen handelt es sich um Gegenstände, die aufgrund eines benötigten Waffenlaufs eine längliche Form besitzen: So werden beispielsweise Taschenlampen, Regenschirme, Gehstöcke und Kugelschreiber imitiert. Handwerklich gibt es unterschiedlich detaillierte Ausprägungen, die so weit gehen, dass die Funktion des imitierten Gegenstands sogar gegeben ist.

Die Abschussmechanismen sind dabei relativ einfach gehalten. Meistens wird eine Patrone in das Patronenlager eingeführt und dieses anschließend über einen Schraubmechanismus verschlossen. Als Zündvorrichtung dienen einfache mechanische Konstruktionen aus Federn und einem Schlagbolzen.

Werden einem als Gutachter derartige Waffen vorgelegt, herrscht immer ein gewisses James-Bond-Feeling, da man solche Konstruktionen außer im Film nur sehr selten sieht.

Etwas häufiger bekommen wir umgebaute Luftgewehre zu sehen – auch sie sind verboten. Mit leichten mechanischen Veränderungen lassen sich aus diesen Waffen mit verschiedenen Mechanismen Projektile durch die Läufe, welche oft bereits ein Feld-Zug-Profil besitzen, treiben. Nun ist aus dem Luftgewehr eine scharfe Schusswaffe geworden. Allein der Besitz einer solchen umgebauten Waffe ist strafbar.

Suizid im Wohnzimmer

Ein spannender Fall wurde mir vorgelegt, als ein umgebautes Luftgewehr und eine Schere auf dem Couchtisch einer Wohnung gefunden wurden. Auf der Couch saß der tote Mieter der Wohnung. Sein kompletter Oberkörper war blutverschmiert, und am Hals klaffte eine große Verletzung im Bereich des Kehlkopfes. Für diese Verletzung wurde die Schere plausibel in Betracht gezogen.

Der Rest war unklar: Was war bei diesem Todesfall geschehen? Neben dem Luftgewehr lag eine Packung mit Platzpatronen. Im Bereich der Couch war eine große Blutlache. Ringsherum fanden sich Blutspritzer, in denen kleine hellere Punkte erkennbar waren: an der Decke, am Fernseher, auf dem Tisch und auf dem Boden. Das gesamte Gewehr und der Couchtisch waren blutverschmiert. Die Blutspurenverteilung zeigte ein Bild, das sehr dynamisch war, hier und da waren sogar komplette Handabdrücke aus Blut zu erkennen.

Es war klar, dass nur eine Sektion weitere Informationen bringen würde. Hierbei fand der Rechtsmediziner winzige Bleifragmente sowohl in der Luft- als auch in der Speiseröhre sowie in den Atemwegen. Der Bereich der Wirbelsäule hinter der Luftröhre war schwärzlich-grau verfärbt, außerdem wurde ein großer Gewebedefekt im Weichgewebe zwischen Luftröhre und Wirbelsäule festgestellt. In einer bildgebenden Untersuchung zeigte sich in diesem Bereich eine Wolke aus metallischem Material.

Da die Beteiligung einer weiteren Person nach der polizei-

TATORTSKIZZE

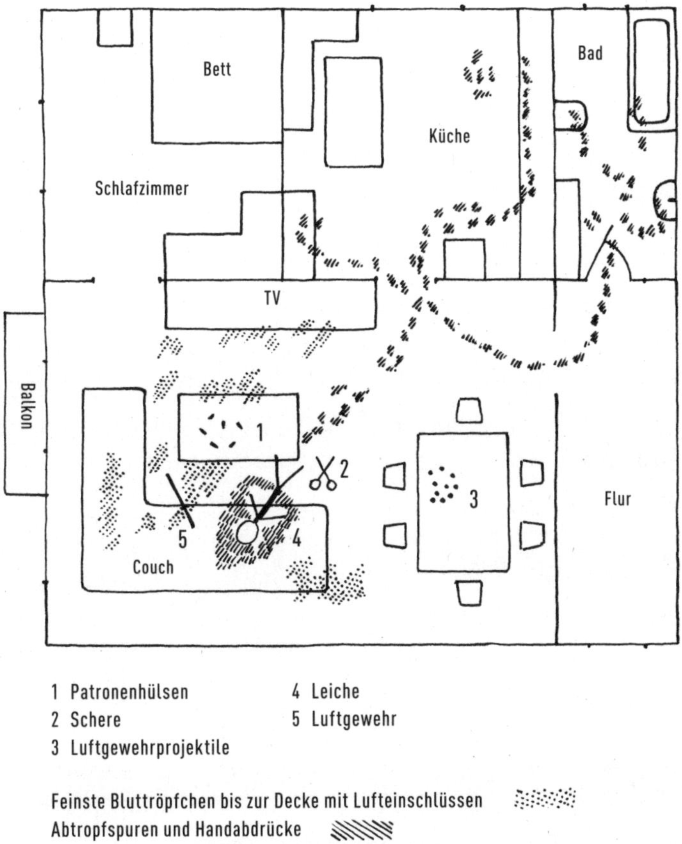

1 Patronenhülsen
2 Schere
3 Luftgewehrprojektile
4 Leiche
5 Luftgewehr

Feinste Bluttröpfchen bis zur Decke mit Lufteinschlüssen

Abtropfspuren und Handabdrücke

lichen Ermittlung ausgeschlossen werden konnte, musste sich der Tote diese Verletzungen selbst beigebracht haben. Aber wie? Die oberflächlichen Verletzungen am Hals und an der Luftröhre passten tatsächlich zur aufgefundenen Schere. Die metallischen Fragmente, die im Körper gefunden worden waren, stammten vermutlich von einem Projektil – von dem fehlte aber jede Spur. Auch die schwärzlichen Anhaftungen auf der Wirbelsäule deuteten darauf hin, dass eine Waffe im Spiel gewesen sein musste: Ein Gutachten ergab, dass es sich um Schmauchrückstände handelte.

Zumindest war nach der Obduktion die Todesursache klar: Der Mann musste eine größere Menge Blut eingeatmet haben. Außerdem war der Kehlkopf durch die Verletzung angeschwollen. Der Mann musste relativ langsam an seinem Blut und dem immer stärker anschwellenden Kehlkopf erstickt sein. Dies erklärte auch, warum die im gesamten Raum verteilten Blutspuren hellere Punkte aufwiesen. Wird Blut ausgehustet, so vermischt es sich mit der Luft des Atemvorgangs und schließt kleine Luftbläschen mit ein. Wenn das Blut dann auf einem hellen Untergrund trocknet, erscheinen die Bereiche der nun geplatzten Bläschen in den Bluttropfen heller.

Das bemerkenswerte Bild am Leichenfundort konnten sich die zuständigen Beamten nur so erklären, dass der Mann sich im Wahn selbst getötet hatte. In der Wohnung waren Psychopharmaka und Krankenunterlagen, die dem Toten eine paranoide Schizophrenie bescheinigten, gefunden worden. Vermutlich hatte der Mann versucht, sich mit einer Schere den Kehlkopf aufzuschneiden, und als dies nicht gelang, griff er zu dem umgebauten Luftgewehr, das auf dem Couchtisch gelegen hatte und vermutlich mit einem Diabolo, also einem speziellen Projektil für Luftgewehre aus Weichblei, geladen gewesen war. Damit zielte er auf die Schnittverletzungen und schoss. Durch die Platzpatrone angetrieben, zersplitterte das Projektil in viele winzige Einzelteile, die teilweise in den Wirbelkörper eindrangen oder auch ausgehustet und wieder verschluckt wurden. Dieser Fall zeigt eindrücklich, dass auch sehr komplexe und unübersichtliche Auffindesituationen manchmal eine vergleichsweise einfache Erklärung haben können.

Der Tote im Wald

»Seltenes ist selten.« Mit diesem Spruch wird Medizinern schon im Studium beigebracht, dass sie bei der Diagnose zuerst an Krankheiten, die häufig vorkommen, denken sollen – und nicht an die in unseren Breiten seltenen Tropenkrankheiten, auch wenn die Symptome passen könnten. Allerdings bringt genau dieses Motto in der Rechtsmedizin häufig gerade die spannenden Fälle mit sich, die nachgehend noch lange diskutiert werden und Eingang in Fallsammlungen finden. So auch bei folgender Geschichte: Trotz aller Tragik sind die Einzigartigkeit und die wissenschaftliche Auswertung hier einmalig, denn die Rechtsmediziner bekamen es mit einer historischen Waffe zu tun.

Den Fall bearbeitete mein Leipziger Kollege Dr. Ronny Bayer, ihm sei an dieser Stelle mein Dank ausgesprochen, dass ich in diesem Buch über seine Erkenntnisse berichten darf.

Es war ein wunderbarer Morgen im Frühling, als eine Spaziergängerin im Wald eine grausame Entdeckung machte. Im Gebüsch am Wegesrand hing ein toter männlicher Körper an einem Seil, das an einem Ast befestigt war – offensichtlich stranguliert. Sofort verständigte die Spaziergängerin die Polizei, Kripo und Rechtsmediziner folgten.

Den Profis von der Spurensicherung zeigte sich folgendes Bild: Die männliche Leiche hing an einem über einen Ast geworfenen Kunststoffseil von 10 Millimetern Stärke. Da die Füße noch auf einem anscheinend für diese Zwecke mitgebrachten Klappstuhl auflagen, war der leblose Körper durchgebogen. In der Wissenschaft spricht man in einer solchen Situation von einem atypischen Erhängen.

Derartige Fundsituationen stellen in der Regel keine Besonderheit dar, aber in diesem Fall gab es ein merkwürdiges

Detail: Der Kopf des Mannes war komplett zerstört, er hatte ihn buchstäblich verloren. Das Gesicht und das Schädeldach waren aus Richtung des Kinns nach vorn und zu den Seiten aufgerissen. Durch die Strangulation des Seils war es zu keinem nennenswerten Blutaustritt gekommen. Im Bereich der Mundregion fielen strahlungsartige Dehnungsrisse und schwärzliche Rußantragungen auf. Es war kein Wunder, dass hinter dem Leichnam im Gestrüpp halbkreisförmig Blutspritzer verteilt waren; außerdem fand man in der näheren Umgebung größere Gewebefragmente, die vom Kopf des Toten stammten. Teile des Unterkiefers wurden sogar 15 Meter entfernt im Wald aufgefunden. Unmittelbar unter dem Leichnam lag die vollständige und nahezu intakte rechte Hälfte des Großhirns.

Die Ursache für diese Fundsituation fand sich ebenfalls unterhalb des Leichnams auf dem Boden. Es handelte sich um eine historische Vorderladerpistole mit Perkussionsschloss. An den Händen wurden weitere Blutspuren gefunden, bei denen es sich um Backspatter handelte, sogenannte Rückspritzspuren des Schussvorgangs auf den Körper. Mein Kollege Ronny und die Polizei waren sich rasch einig: In diesem außergewöhnlichen Fall kam ein Suizid klar in Betracht. Vor Ort waren sämtliche Tatwerkzeuge vorhanden, außerdem gab es am Körper des Toten keinerlei kampfassoziierte Verletzungen. Auch ein Projektil oder ein Einschuss in den umgebenden Bäumen wurde nicht gefunden.

Die enorme Sprengwirkung in diesem Fall ergab sich daraus, dass der Schuss in den Mund abgegeben worden war. Bei der Obduktion wurde festgestellt, dass hier eine Kombination aus einem Durchschuss und einer Enthirnung des Schädels zum Tod geführt hatte. Zudem wurde eine Vielzahl an Vorerkrankungen, unter anderem ein Karzinom, festgestellt. Eine Intoxikation oder Alkoholisierung lag nicht vor.

Der Besitz der historischen Waffe war tatsächlich kein strafbares Vergehen. Schussfähige Nachbauten historischer Vorderladerwaffen können in Deutschland nach Vollendung des 18. Lebensjahres frei erworben werden. Auch die Zündhütchen für die Perkussionszündung und die Projektile sind frei verkäuflich. Für das verwendete Schwarzpulver muss aber eine Erlaubnis nach dem Sprengstoffgesetz vorliegen, und auch diese fand sich wohl hinterher im Besitz des Mannes.

Polizei und Rechtsmedizin rekonstruierten das Geschehen wie folgt: Der Mann verließ am frühen Morgen sein Haus und machte sich mit Stuhl, Seil und Vorderladerpistole auf in den Wald. Er stellte sich auf den Stuhl, legte sich die Schlinge um den Hals und schoss sich mit der Vorderladerpistole in den Mund. Der sofortige Todeseintritt ließ ihn teilweise vom Stuhl kippen, und das sich festziehende Seil wirkte als sofortige Blutstillung. In Fällen wie diesem wird von einem »kombinierten Suizid« gesprochen. Kombinierte Suizide mit Schusswaffen und einer weiteren Suizidart sind relativ selten. Andere Kombinationen hingegen findet man regelmäßig.

Da man sich heutzutage nur schwer ein Bild über die Wundballistik historischer Waffen machen kann, sind solche Fälle auch wissenschaftlich interessant, um zu sehen, mit welchen Verletzungskomplexen Menschen beispielsweise im Dreißigjährigen Krieg konfrontiert waren. Dadurch, dass für großkalibrige Vorderladerwaffen auch relativ schwere Projektile aus Blei verwendet werden, kann man im vorliegenden Fall davon ausgehen, dass das wieder herunterfallende Projektil aufgrund seines Gewichtes und seiner Fallgeschwindigkeit ausreichend Energie besessen hätte, um auch weitere Personen zu verletzen.

4 ÜBER KALIBER – VON MAẞEN UND MASSEN

Schusswaffen werden auch in Kaliber eingeteilt – eine Maßeinheit für den Außendurchmesser von Projektilen beziehungsweise den Innendurchmesser des Laufs. Spricht man von »Kaliber«, hat man also eine Vorstellung davon, welche Geschosse die Waffe abfeuern kann, wie groß das Projektil beziehungsweise wie lang die Patronen sind, die sie abfeuern kann. Hierbei kommt es häufig zu Verwirrungen, was nicht allein daran liegt, dass die verfügbare Anzahl von unterschiedlichen Kalibern riesig ist. Der eigentliche Grund ist, dass die USA – nebenbei bemerkt: der weltweite Hauptexporteur von Schusswaffen – hierbei ein anderes Maßsystem verwenden. Dort ist nicht das in Europa gängige metrische System gebräuchlich, sondern es werden mit komplizierten Maßeinheiten aus dem Mittelalter hochmoderne Waffen gebaut. So muss man dauerhaft mit zweierlei Massen und Maßen rechnen. Außerdem unterscheidet man noch die Kaliber von Büchsen und Pistolen, also von Waffen mit gezogenen Läufen und Flinten mit glatten Läufen.

Seit dem späten 19. Jahrhundert misst man Kaliber in Längeneinheiten. Nun denkt der Europäer zuerst an Meter, Zentimeter und Millimeter. Darunter kann sich hier im deutschsprachigen Raum jeder sofort etwas vorstellen. Bei der Füllung der Patronen und der Angabe, wie viel Pulver beziehungsweise Treibmaterial in diese gehört, würde jeder Europäer an Gramm und Milligramm denken. Das sehen die Amerikaner aber bis heute komplett anders. Schuld daran sind die Briten, welche ihre mittelalterlichen Handelsmaße einst in ihr riesiges Weltreich getragen haben. Deswegen spricht man auch heute noch vom imperialen Maßsystem. Glücklicherweise entschieden sich nach dem Zusammenbruch des Kolonialreiches viele dieser Länder für das wesentlich einfachere metrische System. Nur die Amerikaner messen heute noch konsequent in Inch, Pfund und Grain. Während ein Meter aus 100 Zentimetern besteht, bezeichnet ein Fuß dagegen 12 Inches. Und ein Kilo sind 1000 Gramm, dagegen besteht ein Pfund aus 7000 Grain. Das Rechnen im metrischen System erfolgt immer über eine Zehnereinheit – dezimale Bruchteile oder Vielfache –, während das US-System nach unserer Vorstellung »krumme« Untereinheiten hat, die man strikt auswendig lernen muss. In den US-Kalibern füllt man heute also noch das Treibmittel nach der Maßeinheit der mittelalterlichen Marktschreier in die Patronenhülsen ein.

Bei den Kalibern gibt es noch eine zweite Unterscheidung. Moderne Waffen mit gezogenen Läufen wie Pistolen, Revolver und Büchsen nutzen Munition mit Metallhülsen. Flinten besitzen glatte Läufe – hier kommen Patronen aus (bis auf den Hülsenboden) Plastik zum Einsatz.

Patronen

Patronen sind bei Pistolen, Revolvern und Büchsen, also Langwaffen mit einem gezogenen Lauf, aus einer Metallhülse gefertigt, an deren Ende eine Zündeinheit angebracht ist. Diese kann sich entweder in der Mitte des Hülsenbodens befinden, dann spricht man von einer Zentralfeuerpatrone, oder der Rand ist die Zündeinheit, dann spricht man von einer Randfeuerpatrone. Gefüllt ist sie mit einem Treibmittel, und abgeschlossen ist sie mit einem Geschoss. Die Kaliberangabe bezieht sich auf den Durchmesser des Laufs und die Länge der Patronenhülse. Bei Waffen mit gezogenem Lauf sind die Patronen komplett aus Metall, zumeist aus Messing. Sie laufen je nach Kaliber und Herstellerland der Waffen vorne flaschenförmig zu einem Hülsenmund zusammen, in dem das Geschoss eingepresst ist.

Patronen von Flinten bestehen in der Regel aus Plastik. Das Vorderende ist bei Schrotpatronen mit einem Sternverschluss zusammengefaltet, und im Inneren sieht es ein bisschen anders aus. Der Hülsenboden aus Metall, meist Messing, ist mit einem Zündelement abgeschlossen, davor befindet sich das Pulver. Das Pulver ist von den Geschossen meist durch einen Filz- oder Korkpfropfen abgetrennt. Der Schrot in den unterschiedlichsten Größen sitzt dabei am Vorderende entweder in einem Treibspiegel aus Plastik, der diese nach Abschuss länger zusammenhält, oder er liegt einfach lose ein. Eine Besonderheit stellen die Flintenlaufgeschosse dar. Dies sind massive Einzelgeschosse aus unterschiedlichen Materialien, welche eine hohe Durchschlagskraft haben, aber nach kurzer Distanz an Genauigkeit verlieren.

Die Funktionsweise der Munitionsarten ist aber immer die gleiche. Schlägt ein Schlagbolzen auf die Zündeinheit, zündet das Pulver, die entstehende Explosion drückt mit enormem Gasdruck in Richtung Projektil. Das Projektil wird durch den Lauf gepresst und fliegt los. Bei Waffen mit einem gezogenen Lauf, also bei Büchsen, Pistolen und Revolvern, ist das Projektil einen Hauch größer als der Laufdurchmesser, was dazu führt, dass es durch den Gasdruck in die spiralförmig gezogenen Felder gepresst wird, es schraubt sich so in einem Bruchteil einer Sekunde durch den Lauf und bekommt einen Drall. Dieser Drall stoppt erst, wenn das Projektil seine Endlage erreicht hat. Der Drall stabilisiert den Flug und hält das Geschoss auf einer geraden Flugbahn. Selbst wenn es Hindernisse streift, bleibt diese mitgegebene

Rotation um die mittlere Längsachse erhalten, was im Zuge solcher Beeinträchtigungen zu sehr gefährlichen Flugeigenschaften führen kann und das resultierende Verletzungsbild eines Projektils massiv negativ für den Getroffenen beeinträchtigt.

Flinten schießen hingegen eher grob in die Richtung, in die der Lauf zeigt. Schrotkugeln werden daher immer in größeren Mengen verschossen. Auch die Wirkweise dieser Geschosse unterscheidet sich von den Einzelprojektilen der Büchsen. Sie verlieren außerdem nach relativ kurzer Flugbahn ihre Energie und fallen zu Boden.

Bei kurzen Läufen dauert die Schussentwicklung ungefähr 0,5 Millisekunden, bei langen Läufen 1,5 Millisekunden. In dieser Phase des Schusses passiert alles vorher Geschilderte. In dieser Zeit zündet, bedingt durch den mechanischen Schlag des Schlagbolzens, in der Patrone durch Auslösen des Zündelements das Pulver. Aus einem Gramm Pulver entsteht durch die Explosion in der Patrone ungefähr ein Liter Gas. Dieses drückt das Projektil durch den Lauf. Der Druck, die Temperaturen und mechanischen Abläufe, die in diesem Augenblick wirken und stattfinden, sind enorm und nur schwer mit einfacher Mechanik und Physik in Worte zu fassen. In dieser Phase des Schusses spricht man von der Innenballistik.

Die Physik hinter der Ballistik

Um die komplexen Abläufe bei einem Schuss zu verstehen, brauchen Ballistiker auch ein gewisses physikalisches Wissen. Wer Spaß an diesen Grundlagen hat, der folge mir auf den nächsten Seiten – wer nicht, der überblättere sie und lese im Kapitel 5 weiter.

Geschwindigkeit

Die Geschwindigkeit ist eine Größe, die sich aus den grundlegenden Werten von Entfernung und Zeit ergibt. Sie gibt an, in welcher Zeiteinheit ein Objekt einen bestimmten Weg zurücklegt. In der Wissenschaft rechnet man mit den international genormten Einheiten m/s (Meter pro Sekunde) und km/h (Kilometer pro Stunde), die sich voneinander ableiten lassen.

Bezogen auf Projektilgeschwindigkeiten wird bei Geschossen, die aus genormten Läufen abgefeuert werden, jeweils die V_0 ermittelt, also die Geschwindigkeit, die ein Projektil beim Verlassen der Waffenmündung hat. Diese kann bei der gleichen Munition von Waffe zu Waffe abweichen, beispielsweise durch die Lauflänge oder die Anzahl der Züge und Felder. Dann werden in regelmäßigen Abständen weitere Messungen durchgeführt. Daraus werden Diagramme erstellt, die mit Berechnungen ergänzt werden. So weiß man, wann das Projektil welche Geschwindigkeit hat. Die Geschwindigkeit nimmt durch den Luftwiderstand, der das Projektil ausbremst, immer weiter ab, bis es zu Boden fällt. Je nach Waffe und Kaliber können große Unterschiede bei der Projektilgeschwindigkeit herrschen. Ein Geschoss aus einer Pistole der Baureihe Glock 17 im Kaliber 9 × 19 mm hat meist eine Geschwindigkeit von 400 m/s. Geschosse aus Sturmgewehren im Kaliber 5,56 × 45 mm, beispielsweise dem G36 der Bundeswehr, haben Geschwindigkeiten von über 900 m/s.

(Geschoss-)Energie

Auch die Energie ist eine für die Wissenschaft international genormte Einheit. »Heute strotze ich vor Energie«, hört man Kollegen manchmal sagen, während sie mit einer Kaffeetasse in der Hand im Bürostuhl sitzen und eher potenzielle als kinetische Energie mit sich bringen. Die Unterscheidung dieser beiden Energieformen ist relativ leicht herleitbar.

Bei der potenziellen Energie handelt es sich um die sogenannte Lageenergie. Sie entsteht beispielsweise dadurch, dass man auf einen Baum klettert, auf einem Ast Platz nimmt und dort verharrt. Man hat im Moment des Kletterns selbst Energie aufgebracht, um den Baum zu erklimmen. Diese Energie ist nun im Körper gespeichert, da die Körpermasse von einem gedachten Nulllevel (Fuß des Baumes) nach oben bewegt wurde und jetzt dort ruht. Da auf diese ruhende Masse die Schwerkraft wirkt und die Erdbeschleunigung 9,81 m/s beträgt, kann man die potenzielle Energie ganz einfach berechnen:

$$E_{pot} = \text{Masse (m)} \times \text{Erdbeschleunigung (g)} \times \text{Höhe (h)}$$

Da die Erdbeschleunigung auf dem Planeten gerechnet immer gleich ist, kann die potenzielle Energie nur durch Erhöhung der Masse oder steigender Höhe vergrößert werden. Im freien Fall bremst allerdings auch wieder der Luftwiderstand. Dadurch wird die Formel komplexer.

Als kinetische Energie E_{kin} bezeichnet man die Bewegungsenergie, sie ist von der Masse und der Geschwindigkeit abhängig.

$$E_{kin} = \tfrac{1}{2} \times \text{Masse (m)} \times \text{Geschwindigkeit (v)}^2$$

So lässt sich für jedes Projektil die Gesamtenergie, die es besitzt, ausrechnen. Für ein Vollmantelprojektil im Kaliber 9 × 19 mm mit 8 g Gewicht und einer Fluggeschwindigkeit von 372,00 m/s ergibt sich eine Energie von 553,5 Joule.

Ein Projektil aus einer Jagdwaffe im Kaliber 30.06 mit 11,7 g Gewicht und einer Geschwindigkeit von 750 m/s hat mit 3290 Joule eine weitaus größere Energie. Dem Projektil geht Energie aber aufgrund des auf ihn einwirkenden Luftwiderstands und der Erdanziehung verloren.

In einem abgeschlossenen System gilt der Energieerhaltungssatz. Somit bleibt die Summe aller Energieformen (Gesamtenergie) gleich. Sie können ineinander umgewandelt werden, wobei dieser Prozess nicht zwingend rückgängig zu machen ist.

Querschnittsbelastung

Die Eigenschaften eines Projektils hängen primär von seiner Masse und seinem der Flugrichtung zugewandten Querschnitt ab. Deshalb spielt die Querschnittsbelastung eines Projektils in der Ballistik eine wichtige Rolle. Wenn die Querschnittsbelastung sehr niedrig ist, kann das Geschoss im Waffenlauf schneller beschleunigt werden und bekommt somit eine höhere Energie. Je mehr mitgegebene Energie, desto mehr Energie kann das Projektil theoretisch in das Ziel übertragen. Wenn der Wert höher ist, werden das Zielmedium und die Luft leichter durchdrungen. Da weiche Ziele wie der menschliche Körper jedoch wenig Widerstand bieten, fliegen beispielsweise schnelle Geschosse mit einer vergleichsweise geringen Energieabgabe durch das Ziel hindurch.

Will man also ein wirksames Projektil, beispielsweise bei der Jagd, auf eine größere Entfernung verschießen, muss der Wert der Querschnittsbelastung im Flug hoch sein, damit es gut durch die Luft dringt. Beim Auftreffen muss sich der Wert der Querschnittsbelastung aber ändern, damit das Geschoss im Körper des Tieres einen möglichst großen

Schaden anrichtet. Es soll nach Möglichkeit mit einem Schuss erlegt werden, damit es nicht leiden muss. Diese Änderung des Projektils beim Aufprall findet durch eine Deformation statt. Ein Jagdprojektil im Kaliber 7,62 × 51 mm hat somit eine Masse von 11,7 g und einen Durchmesser von 7,62 mm. Es ist als Spitzgeschoss geformt, um gute Flugeigenschaften aufzuweisen. Die Querschnittsbelastung (q) errechnet sich wie folgt:

$$q = \text{Masse (m)} / [\ ½ \times \text{Durchmesser (d)}^2 \times \pi\ (\text{Pi})]$$

Im vorliegenden Fall betrüge sie im Flug also ungefähr 0,257 g/mm^2. Trifft dieses Projektil auf, vergrößert sich der Querschnitt auf 10 mm, wobei die Masse gleich bleibt. Die Querschnittsbelastung wird kleiner und beträgt 0,149 g/mm^2.

Diese einfachen Rechenbeispiele sind in der realen Anwendung natürlich um einiges komplexer, aber ich denke, sie verdeutlichen, worum es bei meiner Arbeit geht.

Rasanz

In der Außenballistik, also im Bereich des freien Fluges nach Verlassen der Mündung, nimmt das Geschoss eine ballistische Flugbahn zu einem Ziel ein. Die Rasanz beschreibt dabei, wie gestreckt die Flugbahn ist. Hierbei wird die Schussweite (s) durch den höchsten Punkt (Gipfel) der ballistischen Flugbahn (h) geteilt. Die direkte gedachte Linie von der Mündung zum Ziel ist dabei die Schussweite.

Wird ein Gewehr mit einer Munition eingeschossen, beispielsweise auf der Jagd mit einem Teilmantelprojektil, dann nimmt man als Zielentfernung meist 100 Meter an. Steigt das Projektil dabei 5 cm (0,05 m) in seiner Flugbahn, so beträgt die Rasanz (R) 2000. Steigt das Projektil 10 cm

(0,1 m) an, liegt die Rasanz bei 1000. Die Flugbahn ist gekrümmter.

Die Rasanz ist also umso kleiner, je stärker die Krümmung der Flugbahn ist.

Grenzenergiedichte

Abhängig von der angesprochenen Querschnittsbelastung können Projektile unterhalb einer Grenzgeschwindigkeit nicht in die Haut oder einen Knochen eindringen. In den meisten Fällen ist dies bei Prellschüssen der Fall. Hierbei kommt es eher zu einer Prellung oder einer Platzwunde. Dies ist experimentell auch an ballistischer Seife und Gelatine – geleeartige Massen, in die man zu wissenschaftlichen Zwecken Kugeln abfeuern kann – nachzuvollziehen.

Es gibt Standardwerte für menschliche Haut und Knochen. Wichtig ist dabei, wie viel Energie auf einen Quadratmillimeter einwirkt. Für die Haut wurde von Ballistikern in langwierigen Experimenten ein Wert von 0,1 Joule pro Quadratmillimeter bestimmt, an dem mit hoher Wahrscheinlichkeit die Haut nicht penetriert wird. Da die Haut von Mensch zu Mensch und an unterschiedlichen Körperstellen unterschiedlich dick ist, gilt dies als Richtwert, bis zu dem keine Verletzung vorliegt. Für Knochen gilt ein Richtwert von 0,2 Joule pro Quadratmillimeter.

5 DIE GROẞE WELT DER PROJEKTILE UND MUNITIONEN

Projektile und Projektilformen gibt es wie Sand am Meer. Gerade im Bereich der Jagd, wo die Verwendung von Teilmantelprojektilen und Vollprojektilen aus Legierungen Anwendung findet, überbieten sich die Munitionshersteller mit Ideen und Entwicklungen.

Die Unterscheidung der Projektile wird durch ihre Bauart vorgenommen. Um verschiedene Anforderungen zu erfüllen und die unterschiedlichen Eigenschaften der verwendeten Materialien bestmöglich zur Wirkung kommen zu lassen, haben sich heute drei Hauptformen ausgeprägt.

Vollgeschosse bestehen aus nur einem Material, dies betrifft zumeist eher kleinkalibrige Waffen oder Geschosse, die aus historischen Handfeuerwaffen verschossen werden können. Sie sind in den allermeisten Fällen aus Blei, das sich beim Auftreffen gut verformt und seine Energie schnell abgibt. Da man aber gerade im jagdlichen Bereich die Umweltschädlichkeit von Blei anerkennt, werden zunehmend auch Vollgeschosse aus Kupfer oder aus einer Legierung aus Kupfer und Zink hergestellt. Dabei gibt der Kupferanteil darüber Auskunft, um welche Legierung es sich handelt. Liegt der Kupferanteil unter 80 Prozent, wird die Legierung Messing genannt, liegt der Anteil über 80 Prozent, heißt das Material Tombak. Dieses ist mittlerweile häufig Bestandteil von bleifreier Munition.

Um den Vorteil des Gewichtes von Blei mitzubringen, aber die Verformung zu kontrollieren, wurde das weiche Metall mit einem Mantel versehen. Diese Mäntel bestehen aus Kupferlegierungen oder einer dünnen Schicht Stahl.

Diese Geschosse werden als Hartmantelgeschosse bezeichnet.

Ist der Bleikern dabei komplett von einem Mantel umschlossen und am Ende des Projektils eingefalzt, sprich man von einem klassischen Vollmantelprojektil. Diese Ausführung existiert ebenfalls mit einem Hartkern aus härteren Metallen wie Wolfram oder Wolframcarbit und wird vornehmlich militärisch in größeren Kalibern eingesetzt, um gepanzerte Ziele zu beschießen. Das klassische Vollmantelprojektil kommt beim militärischen, polizeilichen und sportlichen Schießen zum Einsatz. Es ist sowohl für Kurz- als auch für Langwaffen verfügbar und kann kostengünstig in großen Stückzahlen hergestellt werden.

Bei den Teilmantelprojektilen, bei denen, wie es der Name schon andeutet, der Mantel den Bleikern nicht vollständig umschließt, gibt es zum einen die Deformationsgeschosse und die zerlegenden Geschosse. Beide werden bei der Jagd eingesetzt.

Was stimmt nicht mit meiner Patrone?

Dass ich sowohl beruflich als auch bei meinem Hobby mit Schusswaffen zu tun habe, hängt mit meinem Werdegang zusammen. Jäger sind seit der Kindheit ein Teil meines Naturbildes. Da ich in einem von Feldern und Wald umgebenen Dorf aufgewachsen bin, kannte ich von Kindesbeinen an das klassische Bild vom älteren Herrn in grüner Kleidung mit Hut auf dem Kopf. Auch wenn dieses Bild vermutlich in der kindlichen Erinnerung romantisiert ist, trage auch ich heute auf der Jagd Grün und setze regelmäßig einen Jagdhut auf.

Ich erinnere mich an einen meiner ersten Jagdausflüge

nach der Ausbildung und daran, wie mich eine unpassende Munition gehörig ins Schwitzen brachte. Der Rehbock, den ich damals ins Visier genommen hatte, war nicht sofort tot, wie es eigentlich sein sollte. Als ich von meinem Jägerstand hinabgestiegen war und ihn in Augenschein nehmen wollte, blickte er mich mit weit aufgerissenen Augen an. Er lag auf seiner rechten Körperseite und versuchte, wieder aufzustehen, aber es gelang ihm nicht. Frisches rotes Blut rann über sein hellbraunes Fell. Um Himmels willen!, dachte ich. Der Schuss hatte doch perfekt gesessen! Er sollte tot sein, und das schon seit ihn, innerhalb eines Bruchteils einer Sekunde, das Geschoss aus meinem Gewehr durchdrungen hatte.

Alles war eigentlich so gelaufen, wie ich es ein paar Monate zuvor mit meinen besten Freunden in der Jagdschule gelernt hatte. Ich konnte es mir nicht erklären. Aber ich wusste, jetzt musste ich schnell handeln, damit das Tier nicht unnötig litt. Mir blieb nichts anderes übrig, als es durch einen zweiten Schuss zu erlösen.

Auch darauf hatte man uns vorbereitet. Man spricht in der Jägersprache von einem Fangschuss. Er kommt zum Einsatz, wenn nach einem Verkehrsunfall ein leidendes Tier erlöst werden muss oder wenn der erste Schuss das Tier nicht getötet hat. Das klingt alles sehr hart, und sehr viele Menschen können es nicht nachvollziehen, aber es gehört in Ausnahmefällen zur Jagd dazu. Eine der Grundregeln der Jagd, ja der Waffenhandhabung überhaupt: Jeder ist für seinen Schuss und dessen Folgen selbst verantwortlich, denn drei Dinge lassen sich nicht zurückholen: das gesprochene Wort, die abgeschossene Kugel und das vergangene Leben. So sagt man.

Ich ging also ein kleines Stück zurück und suchte mir eine geeignete Position, damit das Geschoss im Erdboden landen und nicht weiterfliegen würde. Dann zielte ich auf den Bereich knapp hinter dem unteren Ende des Schulterblatts. In der Regel ein tödlicher Schuss. Der Schuss brach und sorgte in einem Sekundenbruchteil dafür, dass alles im Wald verstummte. Wieder saß der Schuss, wo er sollte. Doch einen Moment später hörte ich einen markerschütternden Angstschrei. Es war der Bock, der mit seinen Läufen um sich schlug und immer noch nicht tot war.

Mein Puls beschleunigte sich, ich fing an, heftig zu schwitzen. War mein Gewehr kaputt? War die Munition fehlerhaft produziert? Die Gedanken rasten. Das Klagen des jungen Bockes lockte nun einen zweiten, wesentlich älteren und stärkeren Rehbock auf die Waldwiese. Ich konnte erkennen, wie er 30 Meter von mir entfernt die Umgebung taxierte. Ich sah ihm an, dass er genau verstand, was sich hier gerade abspielte. Dann verschwand er wieder im Wald. Hatte er in diesem Moment realisiert, dass er einen seiner Nachkommen verloren hatte?

Ich war ratlos. Da scheinbar irgendetwas mit meiner Schusswaffe oder der Munition nicht stimmte, musste ich eine Alternative wählen. Ich erinnerte mich daran, was ich in meinem Jagdlehrbuch gelesen hatte: Als weitere Methode des Abfangens, also des Erlösens eines verletzten Stück Wilds, war dort das sogenannte Abnicken aufgeführt. Bei dieser Methode muss man den Kopf nach vorn drücken, sodass der Bereich zwischen oberen Halswirbeln und Schädel gespannt ist. Dann sticht man mit einer schmalen, scharfen Klinge in das Rückenmark, was sofort zum Tod führt. Allerdings stand in dem Buch auch: Für Jungjäger oder Unerfahrene, die so etwas noch nie gemacht haben, ist diese Methode nicht zu empfehlen. Na toll. Ich war zu diesem Zeitpunkt Jungjäger, unerfahren, und es war mein zweites geschossenes Stück Wild.

Ich hatte selbstverständlich Angst, aber nun erinnerte ich mich auch daran, was unsere Jagdlehrer immer wieder betont hatten: Bei der Jagd sei man für sein eigenes Handeln direkt verantwortlich, und wenn man eine Entscheidung getroffen habe, dürfe man nicht zögern. Was sollte ich also tun? Ich war allein, ich hatte mir diese Suppe hier eingebrockt, also musste ich sie auch auslöffeln. Ich nahm also meinen Mut zusammen und zog mein Messer. Adrenalin durchströmte mich, das Zittern meiner Hand hörte schlagartig auf, ich stellte mich hinter den Rehbock, er wehrte sich nur leicht, ich packte sein Geweih, drückte den Kopf etwas nach vorn und die Klinge glitt in sein Genick. Er war sofort tot. Die wenigen Sekunden, die diese Aktion gedauert hatte, war ich vollkommen ruhig gewesen, jetzt aber setzte das Zittern wieder ein und erfasste meinen ganzen Körper. Diese Erscheinung heißt nicht umsonst Jagdfieber.

Wenn man mich damals gefragt hätte, wäre meine Antwort sicher gewesen, dass ich diese Erfahrung nicht unbedingt gebraucht hätte. Irgendwann aber war ich froh darüber. Denn es war wie ein Weckruf, der mir bis heute in den Sinn kommt, wenn ich zu einem Schuss ansetze: Wenn du schießt, triff!

Doch was war damals eigentlich passiert? Was war schiefgelaufen? Hatte ich wirklich alles richtig gemacht? Die einfache Antwort und die damit einhergehenden komplexen Hintergründe mit all ihren Folgen sollten mir erst Jahre später komplett verständlich werden: eine sehr ungünstige Wundballistik.

Seither ist mir so etwas nicht mehr passiert. Dafür sind viele andere Dinge vorgekommen. Doch für damals gilt: Das Gewehr war in einem tadellosen Zustand. Die Patrone war richtig geladen. Das Projektil verließ wie vorgesehen den Lauf meines Gewehrs. Es flog 90 Meter weit mit einer

Anfangsgeschwindigkeit von über 800 Metern in der Sekunde und traf den Rehbock in der normalerweise tödlichen Körperregion, dem Blatt, wie es in der Jägersprache heißt. Allerdings gab es eine Besonderheit. Aufgrund von Umweltschutzbemühungen wird Jägern seit längerer Zeit angeraten, auf bleifreie Munition umzusteigen, in einigen Bundesländern ist dies sogar bereits Pflicht. Gerade in der Anfangszeit dieser neuen Munitionstypen hielten es einige Munitionshersteller vermutlich für richtig, die Erprobung ihrer neuen Geschosse den Jägern in Wald und Flur zu überlassen. Dies führte vielfach zu Problemen mit absolut inakzeptablen Folgen.

Blei ist als Schwermetall und vor allem in seinen oxidierten und organischen Verbindungen auch für den Menschen giftig. Bei Vögeln, beispielsweise aasfressenden Greifvögeln wie Seeadlern, führt es zu schwerwiegenden, teils tödlichen Vergiftungen, was wiederum den Arterhalt erheblich beeinträchtigt. Seither hat sich sehr viel auf dem Feld der bleifreien Munitionssorten getan. Anfangs war das Geschossverhalten jedoch reines Glücksspiel und führte regelmäßig zu jagdlichen Zwischenfällen und manchmal auch zu Personenschäden, weil Projektile abprallten oder sich in Splitter zerlegten.

Vorschneller Umweltschutz kann also auch unschöne Seiten und Folgen haben. Dass ich in diesem Moment mit der Situation eines verletzten Tieres konfrontiert wurde, lag daran, dass ich, frisch aus der Jagdschule kommend, möglichst umweltbewusst und nachhaltig jagen wollte und mich deshalb für eine bleifreie Sorte Munition entschieden hatte. Allerdings hatte diese auf den Körper des Rehbocks nicht die erwünschte Wirkung entfaltet. Sie ging, ohne eine sofort tödliche Verletzung zu verursachen, durch den Körper hindurch, weil dieser zu schmal war, um dem Projektil ausreichend Widerstand zu bieten. So konnte es sich nicht ausreichend verformen, wodurch nur die angestrebte tödliche Wirkung gegeben gewesen wäre. Es wirkte nicht wie beabsichtigt als Deformationsgeschoss, sondern eher wie ein Vollmantelgeschoss.

Munition für Pistolen

Vergleicht man Pistolen- und Revolvermunition, so erkennt man auf den ersten Blick zwei wesentliche Unterschiede. Zum einen besitzt die Hülse der Revolvermunition einen Rand, der sie in der Trommel hält, und zum anderen kann diese grundsätzlich mit wesentlich längeren Hülsen ausgestattet werden, was dazu führt, dass eine höhere Energie durch mehr Pulver erzeugt werden kann. Dies führt dazu, dass Revolver teilweise sehr massiv aufgebaut sind.

Pistolenmunition ist aufgrund der Lagerung im Griffstück der Pistole auf bestimmte Größen beschränkt. Sie besteht meist aus sogenannten schulterlosen Hülsen, welche sich nach vorn zum Projektil hin nicht oder in seltenen Fällen nur sehr gering in einer Art Flaschenhals verjüngen. Ein Rand am Hülsenboden fehlt, da dieser mechanisch den Ladevorgang behindern und die Magazinkapazität weiter begrenzen würde und mechanisch keinen Sinn ergibt. So kommt es, dass Revolvermunition verschiedener, aber ähnlicher Kaliber nicht in eine Pistole geladen werden kann.

Aufgrund der Bauart und der vornehmlichen Verwendung von Pistolen – heute in den meisten Fällen halbautomatische Selbstladepistolen – muss der Rückstoß der Waffe kontrollierbar sein. Zudem geht die Anforderung an die Wirkung damit einher, dass nicht unnötig viel Energie in das Projektil übertragen wird und es dadurch wieder eher negative Eigenschaften erhält. Munition und Waffe müssen also bestmöglich eine eingespielte Einheit ergeben. Aus diesem Grund reicht bereits eine vergleichsweise geringe Menge an Treibmittel aus. Die Hülsen mit ihren Geschossen sind also relativ klein. Die 9 × 19 mm Standardmunition der Polizei hat zum Beispiel eine Hülsenlänge von nur 19 mm.

Zudem steht bei diesen Faustfeuerwaffen eine andere Anforderung im Raum: Das Projektil soll im Ziel möglichst viel von seiner mitgebrachten Energie abgeben, ohne hinter dem Ziel das Risiko für Schäden an Unbeteiligten mit sich zu bringen. Aus diesem Grund hat sich für Pistolen ein Vollmantel-Rundkopfgeschoss etabliert. Es wird weiterhin versucht, die durch den Verfeuerungsprozess vergleichsweise geringe mitgegebene Energie durch die Bauweise der Geschosse zu optimieren.

Für den polizeilichen Einsatz haben sich heute Hohlspitzgeschosse durchgesetzt, welche sich in einem weichen Ziel, also beispielsweise dem menschlichen Körper, kontrolliert deformieren und gleichzeitig das tödliche Verletzungspotenzial minimieren. Diese Geschosse besitzen eine Spitze aus Hartplastik, die sich beim Auftreffen in das Projektil drückt und damit an der Spitze eine Vergrößerung verursacht. In anderen Ländern wird mit Blick auf die steigende Gefahr von terroristischen Anschlägen auch Munition erprobt, die mit hoher Geschwindigkeit, aber geringerer Geschossmasse Schutzwesten und Bleche durchschlagen kann. Wenn so etwas in die falschen Hände gelangt, sind die Folgen leider entsprechend unschön.

Munition für Revolver

Da die Idee des Revolvers und seiner Konstruktion wesentlich älter ist als das System der selbstladenden Pistole, wurden auch traditionelle Treibmittel verwendet. Bei Schwarzpulver benötigte man im Vergleich zu modernen Treibmitteln die zweieinhalb- bis dreifache Menge, um die gleiche Energie auf das Projektil zu übertragen. Aus diesem Grund sind Revolverpatronen länger. Außerdem entweichen bei einem Revolver immer Gase aus dem mechanisch begründeten Abstand zwischen Trommel und Lauf. Dieser Druckverlust muss ausgeglichen werden. Die .38 Special, eine Revolverpatrone im Kaliber 9 mm, besitzt beispielsweise eine 29,3 mm lange Hülse. Ikonisch für dieses Kaliber ist die Überfallszene im Film »Pulp Fiction«, als »Honey Bunny«, gespielt von Amanda Plummer, einen Revolver Smith & Wesson Model 40 zückt und das Geld der Anwesenden fordert.

Bei Revolvern gibt es außerdem häufig noch Flachkopf- oder Hohlspitzgeschosse aus teilummantelten Blei- oder Vollbleigeschossen. Auch dies hat konstruktionsbedingt einen historischen Hintergrund. Durch den Bleimantel sollte ein reibungsloser Übergang des Projektils aus der Trommel in den Waffenlauf bewerkstelligt werden. Bei modernen Revolvern stellt dies jedoch kein Problem mehr dar.

Ein Vorteil von Revolvern besteht darin, dass beispielsweise die angesprochene .38 Special auch aus Revolvern des Kaliber .357 Magnum abgefeuert werden kann, da die Hülse zwar kürzer ist, aber den gleichen Durchmesser besitzt. So kann eine Waffe zwei unterschiedlich lange Hülsen aufnehmen. Eine Waffe in diesem Kaliber sieht man zum Beispiel im Film »Léon der Profi« – in der Szene, als Léon einen Revolver Ruger SP101 an Mathilda weitergibt.

Munition für Büchsen

Bei den Büchsen muss unterschieden werden, ob es sich um militärische oder zivile Waffen handelt. Da durch internationale Konventionen festgelegt worden ist, dass nur ummantelte Geschosse in Kriegen Verwendung finden dürfen, wurden für den militärischen Bereich von der NATO und den Staaten des ehemaligen Warschauer Paktes standardisierte Munitionen und Kaliber eingeführt. In den westlichen Sturmgewehren haben sich das Kaliber .223 Remington, metrisch 5,56 × 45 mm, und .308 Winchester, metrisch 7,62 × 51 mm durchgesetzt. In den Staaten, in denen die AK-47 Kalaschnikow Verwendung fand, 7,62 × 39 mm Kalaschnikow beziehungsweise später auch in den Nachfolgemodellen 5,45 × 39 mm Kalaschnikow. Die Munitionen sind in Sturmgewehren härteren Bedingungen ausgesetzt als bei zivil genutzten Waffen. Dies liegt an der Feuerrate und den damit einhergehenden mechanischen und thermischen Belastungen. Ladehemmungen können im schlimmsten Fall den Tod bedeuten. Dementsprechend muss ein militärisch genutztes Gewehr auch unter schwierigen Bedingungen funktionieren.

Im Vergleich zu der übersichtlichen Anzahl an militärischen Kalibern explodiert die Zahl der zivil und jagdlich eingesetzten Kaliber enorm. Die in Brüssel sitzende internationale Behörde Commission Internationale Permanente pour l'Epreuve des Armes à Feu portatives, kurz C.I.P., erfasst mittlerweile über 199 Langwaffenkaliber ohne Rand und 144 Kaliber mit Rand in ihrer online einsehbaren Datenbank. Die parallel dazu arbeitende US-amerikanische Behörde, das Sporting Arms and Ammunition Manufacturer's Institute, kurz SAAMI, führt in ihrer technischen Datenbank derzeit 119 Langwaffenkaliber mit der Option auf

19 weitere »neue« Kaliber. Warum es diese Kontrollinstanzen und Normierungen gibt, sollte bei der schieren Anzahl an möglichen Kalibern klar sein.

Im zivilen sportlichen und im jagdlichen Bereich werden sie bei Einzelladern, Repetiergewehren oder halbautomatischen Büchsen verwendet. Die Schussfolgen eines Sturmgewehrs und die Anforderung an die Schussanzahl, die ein solches Gewehr aushalten muss, sind zwar ebenfalls hoch, jedoch treten das massive Problem der Erhitzung und die mechanischen Belastungen der Nachladeautomatik nicht auf. Die Bauteile können massiver ausgelegt werden, wodurch größere Kaliber verschossen werden können. Viel wichtiger ist bei einem jagdlichen Einsatz die Wirkung der Munition im Ziel, denn im Gegensatz zu den Vollmantelprojektilen ist der verursachte Schaden ausdrücklich gewünscht. Auch hier haben alle Munitionshersteller eigene Vorstellungen, wie dies am besten zu bewirken ist – und nicht immer funktionierte alles gleich am Anfang reibungslos, wie meine zweite Jagd mit der unschönen Situation zeigt. Doch mittlerweile haben sich neben klassischen Teilmantelgeschossen auch Hohlspitzgeschosse auf Kupferlegierungen und Geschosse aus mehreren Bleikomponenten durchgesetzt. Hierbei ist das Geschoss unterteilt in einen vorderen Abschnitt aus weicherem Material, der das Ziel penetriert und sich verformt, und einem hinteren Teil aus härterem Material, der durch die mitgebrachte Energie das Ziel durchdringt. Somit wird durch unterschiedliche physikalische Wirkungen in Kombination ein großer Teil der Energie übertragen. Wenn also im Sonntagskrimi der Rechtsmediziner sagt, der auf dem Sektionstisch liegende Tote sei mit einer Jagdwaffe erschossen worden, und den Kommissaren dann ein intaktes Geschoss in einer Plastiktüte überreicht, dann sollte jeder aufmerksame Leser dieses Buches in Zukunft aufhorchen.

Munition für Flinten

Die glatten Läufe der Flinten bringen es mit sich, dass die einzelnen Schrotgeschosse keine auf Rotation basierende Stabilität durch die Waffe mitgegeben bekommen. Ohne diesen mitgegebenen Drall muss auf andere Lösungen der Flugstabilität gesetzt werden. Für Einzelgeschosse hat die Firma Brenneke für diesen Zweck ein Geschoss entwickelt, weshalb sich die Bezeichnung »Brenneke« als Gattungsname für Flintenlaufgeschosse durchgesetzt hat.

Vollgeschosse für Flinten bestehen meist aus Blei- und Kupferlegierungen. Zur Stabilisierung haben die Hersteller unterschiedliche strömungstechnische Lösungen gefunden, weshalb sich bei einer maximalen Schussentfernung von 80 bis 100 Metern an Tatorten gefundene Geschosse meist genau einem Hersteller zuordnen lassen. Trotz dieser Lösungsansätze ist die Präzision aber nicht mit Projektilen aus Büchsen vergleichbar. Die Flintenlaufgeschosse besitzen beispielsweise eine schraubenförmig angedeutete Riffelung an den Seiten, welche durch den Vortrieb des Schusses das Projektil in eine Drehbewegung um die Längsachse bewegen soll. Um ein Aufstellen in der Luft zu verhindern, werden meistens Stabilisatoren hinter dem Projektil angebracht. Diese dienen hauptsächlich dazu, den aerodynamischen Druckpunkt weit genug hinter den Schwerpunkt des Geschosses zu legen. Da Flintenlaufgeschosse mindestens doppelt so schwer sind wie Büchsengeschosse und in einer Flinte kein großer Druck aufgebaut werden kann, fliegen die Geschosse wesentlich langsamer. Warum ich das beschreibe? Ein langsames Geschoss verursacht eine ganz andere Wunde. Und diese Merkmale können im Fall eines Falles sehr hilfreich sein.

Eine Kugel, gelenkt von Gott

Fátima ist ein kleiner Ort in Portugal zwischen Lissabon und Porto. Seine 11 000 Einwohner leben zu großen Teilen vom Pilgertourismus, denn die Stadt ist einer der bedeutendsten Wallfahrtsorte der Katholiken: Dort soll 1917 die Jungfrau Maria drei Hirtenkindern erschienen sein. Der Legende nach gab Maria den Kindern drei Geheimnisse mit auf den Weg. Die ersten beiden wurden am 13. Mai 1942 veröffentlicht, das dritte Geheimnis blieb jedoch unter Verschluss bis zum Jahr 2000.

Aufgrund dieser Marienerscheinung gibt es heute in der Erscheinungskapelle eine Marienstatue. Sie verfügt über eine fein gearbeitete Krone, die mit Gold, Perlen und Edelsteinen verziert und im Inneren mit einer vergoldeten 9-mm-Pistolenkugel geschmückt ist. Was hat eine Pistolenkugel an einer Marienstatue verloren? Das Geschoss stammt von einem Attentat auf Papst Johannes Paul II., der überzeugt war, nur die Heilige Jungfrau Maria habe ihn vor dem Tode bewahrt. Dies soll wohl der Text des erst im Jahr 2000 veröffentlichten dritten Geheimnisses von Fátima auch belegen.

Ob dies stimmt, kann ich nicht beurteilen, aber zumindest ist der Fall aus ballistischer Sicht ziemlich klar: Das Projektil, das sich heute in der Krone der Marienstatue befindet, stammt aus einer halbautomatischen Browning Hi-Power und wurde am 13. Mai 1981, dem Gedenktag von Fátima, von Mehmet Ali Ağca auf den Papst abgefeuert. Johannes Paul II. fuhr an diesem Tag auf der Ladefläche seines Papamobils, wie der Fiat Neuva Campagnoa genannt wird, stehend über den Petersplatz in Rom. Er stand also gegenüber der ebenerdig versammelten Menschenmenge erhöht, als der Schuss fiel. Erst seit diesem Tag sind die

Papamobile mit einer Käseglocke aus Panzerglas ausgerüstet.

Im Publikum standen zwischen den 20 000 jubelnden Zuschauern zwei bewaffnete Männer mit Pistolen und einer Bombe. Als der Jeep des Papstes um 17.19 Uhr die beiden Männer passierte, eröffnete Mehmet Ali Ağca das Feuer auf den Papst. Sein Begleiter, Oral Çelik, blieb in der Menge stehen. Ağca konnte zwei Kugeln abfeuern. Der Papst wurde aus einer Distanz von sechs Metern getroffen. Zunächst wurde er in die päpstliche Suite des Universitätskrankenhauses gebracht, wo der diensthabende Chirurg, Giovanni Salgarello, eine Schussverletzung am Bauch sowie kleinere Verletzungen am rechten Oberarm und am linken Zeigefinger feststellte. Ein Ausschuss war nicht zu sehen.

Erst mit Verzögerung wurde der Papst im OP des römischen Universitätsklinikums behandelt. Wie bei derartigen Bauchtreffern üblich, wurde ein langer Schnitt vom Brust- zum Schambein gesetzt. Dieser lässt es zu, dass sämtliche Organe bis zum Zwerchfell schnell freipräpariert, begutachtet und versorgt werden können. Da bereits bei der Schnittführung Blut zu sehen und der Blutdruck des Patienten seit der Einlieferung stark gefallen war, musste ein größeres Gefäß getroffen worden sein. Das Blut und die mittlerweile entstandenen Gerinnsel wurden zunächst entfernt und die Blutung abgepresst. Insgesamt bekam der Papst an diesem Tag zehn Blutkonserven zu je 500 Millilitern, was belegt, dass die Blutungen sehr stark gewesen sein müssen.

Dann bemerkten die Ärzte einen verräterischen, im OP-Saal sehr ungewollten Geruch. Der Darm schien perforiert, denn zum Blut mischte sich Darminhalt. Nach genauerer Begutachtung wurden tatsächlich fünf Verletzungen im Dünndarm gefunden. Da noch immer keine Kugel entdeckt worden war, entschieden sich die Ärzte, dem vermuteten

Schusskanal folgend, in Richtung des hinteren Beckenbereichs zu suchen. Dort ertastete der Chefarzt ein Loch im Kreuzbein, das sofort verschlossen wurde. Nun bekamen die Ärzte auch die immer noch andauernden Blutungen unter Kontrolle. Im Fortgang der Operation wurde eine weitere Verletzung im Dickdarm festgestellt, die nicht unproblematisch war, denn aufgrund der Bakterien im Dickdarm ist bei solchen Verletzungen die Infektionsgefahr sehr hoch. Doch die Ärzte konnten den Papst medizinisch vorsorgen.

Nach wie vor war jedoch ungeklärt, wo das Projektil war. Dazu wurde der Papst nach Versorgung aller Blutungen und der Verletzungen in den Darmteilen geröntgt. Allerdings entdeckte man kein Projektil, sondern einen Ausschuss in der linken Pobacke des Papstes. Das Geschoss musste also noch im Papamobil sein, wo es später dann auch gefunden wurde.

Am 3. Juni wurde Johannes Paul II. aus dem Krankenhaus entlassen. Da sich die Wunde am Dickdarm tatsächlich infizierte, musste er am 20. Juni ein zweites Mal stationär aufgenommen werden. Nur durch eine erneute Operation und moderne Antibiotika konnte die Infektion zurückgedrängt werden – Papst Johannes Paul wurde wieder vollständig gesund.

Nun begann die Mythenbildung um das Geschehen. Der Papst sagte, dass die Heilige Muttergottes höchstselbst das Projektil gelenkt und ihn vor dem Tod bewahrt habe. Aus diesem Grund und mit Blick auf das Datum, an dem das Attentat stattgefunden hatte, wurde das Projektil als Reliquie in die Krone der Marienstatue eingefasst.

6 SCHUSSVERLETZUNGEN UND TODESURSACHEN

Ich bin nicht sicher, ob ich zu einer ähnlichen Einschätzung wie der Papst gekommen wäre. Aus medizinischer und auch aus wundballistischer Sicht fügte ihm das Geschoss üble Verletzungen zu, die noch wenige Jahrzehnte zuvor mit großer Wahrscheinlichkeit tödlich gewesen wären. Man kann gut nachvollziehen, warum Bauchschüsse in einer Zeit, bevor das erste Antibiotikum, das Penicillin, durch Zufall er- beziehungsweise gefunden wurde, gefürchtet waren. Nur mit einer komplexen Operation, die zudem viel Zeit in Anspruch nimmt, kann bei derartigen Schusswunden tatsächlich das Opfer versorgt werden. Ausgetretener Darminhalt stellt ein massives Infektionsrisiko dar, und so kann auch eine nicht unmittelbar tödlich verlaufende Schussverletzung tödliche Nachwirkungen haben. Insgesamt wirkten an der Operation des Papstes inklusive zwei Professoren der Chirurgie acht Ärzte mit. Die Operation dauerte über fünf Stunden.

Wird ein Mensch oder ein Tier von einem Projektil getroffen, kommt eine begrenzte Auswahl an eigentlichen Todesursachen in Betracht. Die Todes*art* ist in allen Fällen immer »nicht natürlich«. Dies bringt es mit sich, dass jeder Schussfall erst einmal für die Staatsanwaltschaft von Bedeutung ist. Die Todes*ursache* ist der eigentliche Grund, warum jemand verstirbt. Im Wesentlichen gibt es bei Schussverletzungen vier Ursachen für eine Todesfolge.

Beeinträchtigung des Blutkreislaufs – Verbluten

Von Verbluten spricht man bei einem Blutverlust nach innen oder außen, der verursacht wird durch die Verletzung von großen Gefäßen. Der Ablauf kann dabei schneller oder langsamer erfolgen, was im Wesentlichen von der körperlichen Konstitution und davon abhängig ist, wo am Körper der Treffer gelandet war.

Bei Vollmantelprojektilen aus Kurz- oder Langwaffen kommt es schnell entweder zu einer Perforation oder zu einem Abriss von Gefäßen. In der Leber, den Nieren und der Milz können infolge der Gewebedichte je nach Ausdehnung der temporären Wundhöhle Risse entstehen, die in diesen gut durchbluteten Organen zu massivem Blutaustritt führen.

Teilmantelgeschosse, wie sie bei der Jagd eingesetzt werden, können auch ganze Organe abreißen. So kann man regelmäßig beobachten, dass das Herz bei geschossenen Rehen oder kleineren Wildschweinen lose im Körper einliegt und keinerlei Verbindung mehr zum Körper aufweist. Derartige Verletzungen führen durch den plötzlichen Blutdruckabfall natürlich zum sofortigen Tod.

Auch Treffer der Körperschlagader, die beim Menschen vertikal vor der Wirbelsäule verläuft, sind verantwortlich für einen schnellen Tod. Ein gesunder erwachsener Mensch von durchschnittlicher Größe verfügt in seinem Körper über fünf bis sechs Liter Blut. Die bei Blutspenden entnommene Menge von 0,5 Litern verträgt ein gesunder Körper ohne größere Beeinträchtigungen. In der Regel reicht es, wenn man nach diesem kontrollierten Blutverlust ausreichend isst und trinkt. Bei zwischen 1 und 1,5 Litern Blutverlust machen sich deutliche körperliche Anzeichen bemerkbar. Es setzt ein starkes Hunger- und Durstgefühl ein, der Puls und die Atemfrequenz beschleunigen sich, da der Körper versucht, noch ausreichend Sauerstoff in den Kreislauf zu transportieren, Panik setzt ein. Der Getroffene friert und wird blass. Verliert man mehr als ein Drittel seines Blutvolumens, kommt der Körper in die lebensgefährliche Phase. Schwindel, Verwirrung und Bewusstseinsstörungen werden von Ohnmacht abgelöst. Überlebende berichten davon, dass einzelne Sinneswahrnehmungen ausgeschaltet sind und beispielsweise nur noch akustische Reize wahrgenommen werden. Das Gehirn wird infolge des Sauerstoffmangels zum Herunterfahren gezwungen. Ein Volumenverlust von zwei Dritteln des gesamten Blutes ist tödlich. Man spricht in der Medizin von einem hämorrhagischen Schock oder einem hämorrhagisch-traumatischen Schock.

Eine Sonderform der inneren Blutung stellt dabei die Verletzung des Herzens im Herzbeutel oder des Herzbeutels selbst dar. Blut staut sich an dieser Stelle, das Herz wird eingeengt und am Schlagen gehindert. Mediziner bezeichnen dies als kardiogenen Schock, da das Herz nicht mehr ausreichend Blut in den Körperkreislauf transportieren kann. Schon eine Einblutung von 500 Millilitern reicht aus, um die Funktion des Herzens stark zu behindern.

Beeinträchtigung des Gehirns und des zentralen Nervensystems

Werden Teile des Gehirns, die für die lebenswichtigen Körperfunktionen verantwortlich sind, oder das Rückenmark im Bereich oberhalb des sechsten Halswirbels stark verletzt, kommt es zum Zusammenbruch der gesamten Reizleitung des Körpers und damit zum sofortigen Tod. Hierbei schlägt das Herz zuerst unabhängig weiter, bis durch den ausbleibenden Nervenreiz des Zwerchfellnervs die Atmung und damit die Sauerstoffversorgung ausbleiben. In diesem Fall spricht man von einem neurogenen Schock.

Die Umstände entscheiden über das jeweilige Verletzungspotenzial und die Folgen für das Gehirn. Hochrasante Geschosse aus Sturmgewehren erzeugen bei Kopftreffern relativ kleinräumige Verletzungen, welche im modernen Gefechtsgeschehen von spezialisierten Chirurgen durchaus versorgt werden können. Die größte Gefahr geht, abseits der zwingend überlebensnotwendigen Strukturen wie dem Hirnstamm mit der Medulla oblongata (verlängertes Rückenmark) oder dem Kleinhirn, von austretendem Blut aus, das Druck auf das Hirngewebe ausübt. Eine solche Blutung kann in unterschiedlichen Bereichen des Schädelinneren auftreten.

Ein sogenannter epiduraler Erguss entsteht beispielsweise aufgrund einer intrakraniellen (innerhalb des Schädels) Blutung in den Bereich zwischen dem Schädelknochen und der Hirnhaut, die eine Kompression des Gehirns verursacht. Als Folge kann das Gehirn gequetscht (Compressio cerebri) werden, eine Verletzung, die mit Bewusstlosigkeit oder Koma einhergeht. Zur Druckentlastung wird oft chirurgisch die Schädeldecke entfernt – ein gruseliger Gedanke, aber häufig lebensrettend.

Den Umstand, dass es durch einen Schuss in bestimmte Bereiche zur sofortigen, absoluten Handlungsunfähigkeit kommt, also Treffer in explizit diese Hirnareale, macht sich die Polizei bei sogenannten finalen Rettungsschüssen zunutze. Hierbei handelt es sich um die letztmögliche Deeskalation in Situationen, in denen akut Menschenleben gefährdet sind. Hierzu zählen Geiselnahmen oder Terroranschläge. Präzisionsschützen der Polizei sind dabei darauf trainiert, auch über große Distanzen winzige Ziele genau zu treffen und so den Hirnstamm und die umliegenden Areale des oberen Halsmarks zu beschädigen.

Beeinträchtigungen der Lunge

Im Brustraum des Menschen herrscht permanent ein Unterdruck, der dafür sorgt, dass die Lunge aufgebläht ist. In der Pleurahöhle, die zwischen der Lungenoberfläche und dem Inneren der Brusthöhle liegt, befinden sich bei einem gesunden Menschen ein bis zwei Teelöffel seröse Flüssigkeit. Diese Flüssigkeit sorgt dafür, dass das Brustfell und das Lungenfell aneinanderkleben und durch Druckunterschiede die Lunge »aufgeblasen« bleibt und nicht in sich zusammenfällt. Hierbei handelt es sich um einen komplexen physiologischen Prozess. Am ehesten kann man dies mit zwei Müllbeuteln nachstellen. Steckt man die beiden bündig ineinander und gibt etwas Wasser auf die Verbindung, haften die Beutel aneinander. Dringt nun Luft oder noch mehr Flüssigkeit in diesen Zwischenraum, reißt die Verbindung ab.

Durch einen Pneumothorax oder einen Hämothorax passiert im Brustraum bei einer Perforation, beispielsweise durch einen Schuss, genau dies: Beim Pneumothorax tritt Luft durch eine Verletzung in den Spalt ein, und die Lunge fällt in sich zusammen. Die Atmung wird somit auf der betroffenen Seite der Lungenflügel unmöglich. Sind beide Seiten, beispielsweise durch einen seitlichen Durchschuss oder Mehr-Segmenttreffer in Mitleidenschaft gezogen, kollabiert die Lunge komplett – das Opfer erstickt. Bei einem Hämothorax füllt sich die Pleurahöhle mit Blut. Am häufigsten ist bei Schusseinwirkungen jedoch der sogenannte Hämatopneumothorax, wenn sowohl Gefäße als auch der die Lunge umgebende Brustraum beschädigt werden. Dann kollabiert die Lunge zunächst durch den Eintritt der Luft, anschließend füllt sich der frei werdende Raum durch Gefäßverletzungen mit Blut.

Schock durch Schrotschuss

Schrotschüsse kommen im rechtsmedizinischen Kontext vergleichsweise selten vor, aber ich möchte sie der Vollständigkeit halber nicht unerwähnt lassen. Auf kurze Distanzen von 10 bis 20 Metern dringen die einzelnen Schrotkugeln tief in das Gewebe ein und verursachen so keinen einzelnen großen, sondern viele kleine Wundkanäle. Hierbei überträgt jede Kugel durch ihren vergleichsweise großen Querschnitt ihre gesamte Energie in den Körper. Sie verursacht in diesem Fall ein massives Trauma durchaus gleich in mehreren lebenswichtigen Bereichen. Auf der anderen Seite wirken die einzelnen Kugeln in ihrer Summe als Überreizung des vegetativen Nervensystems und führen zum Schock, was ebenfalls den Tod zur Folge haben kann.

Bei größeren Distanzen verschossen, also aus 25 bis 35 Metern, dringen Schrote aufgrund ihres relativ raschen Energieverlusts nicht tief in den Körper ein, sondern wirken auf eine vergleichsweise große Körperoberfläche – natürlich nur, wenn eine bestimmte Anzahl an Schrotkugeln das Ziel auch wirklich trifft. Man kann sich gut vorstellen, dass eine Schrotgarbe mit weiterer Entfernung immer weiter auseinanderstreut. Schrotschüsse sind aus der Nähe am gefährlichsten. Auf kürzeste Distanzen von unter fünf Metern wirken die Kugeln wie ein einzelnes sehr großes Geschoss, da sie sich nach Verlassen des Laufs noch nicht aus der vom Schrotkorb und vom Lauf mitgegebenen Bahn gelöst haben. Dann kann es vorkommen, dass man sogar noch den Schrotkorb und das Trennteil aus Filz in den Schussverletzungen findet. Nach einer Flugbahn zwischen 100 und 200 Metern, je nach Schrotgröße, werden die einzelnen Kugeln harmloser.

Nekrosen oder »Wundbrand«

Beim Begriff Wundbrand handelt es sich um einen historischen Namen für mehrere krankhafte Veränderungen durch einen Gewebeuntergang, also das schrittweise Absterben, trotzdem findet man ihn häufig im Sprachgebrauch und in Kriminalromanen. Medizinisch werden trockene und feuchte Formen unterschieden. Tritt ein Wasserverlust des Gewebes infolge einer Unterversorgung mit Blut ein, weil beispielsweise Gefäße verletzt sind – etwa durch einen Schuss –, ist eher eine Vertrocknung zu erwarten. Dies zeigt sich aber auch sehr häufig bei Erfrierungen. Die Haut beginnt am betroffenen Körperteil zu vertrocknen, es setzt eine Mumifizierung ein. Irgendwann stößt der Körper das betroffene Körperteil ab.

Findet das Absterben unter der Beteiligung von Bakterien statt, tritt das sogenannte feuchte Gangrän häufiger auf – dies ist in erster Linie bei Schussverletzungen zu erwarten. Eine solche Infektion beschleunigt aufgrund der entstehenden Abbauprodukte der Bakterien den Absterbeprozess. Vom Prinzip her handelt es sich also um eine Fäulnis am lebenden Körper.

Eine Sonderform stellt der Gasbrand dar. Hierfür sind meistens Bakterien des Stamms *Clostridium perfringens,* die überall im Erdreich vorkommen, verantwortlich. Gerade nach nicht versorgten Schussverletzungen wird ein Gasbrand möglich. Gelingt es nicht rechtzeitig, das Ausbreiten der Infektion zu stoppen, muss auch heutzutage amputiert werden. Selbstverständlich werden hoch dosierte Breitbandantibiotika verabreicht. Schreiten die Verbreitungsherde jedoch zu weit voran, sodass die Bakterien in die Blutbahn gelangen, kommt es zu einer Sepsis – und die kann rasch tödlich sein.

Sepsis

Bei einer Sepsis handelt es sich um ein lebensbedrohliches Multiorganversagen. Im allgemeinen Sprachgebrauch wird sehr häufig der Begriff »Blutvergiftung« verwendet. Eine tatsächliche Vergiftung des Blutes ist eine Sepsis nicht unbedingt, die Bezeichnung trifft nur in Teilen zu. Grundsätzlich verwendet man den Begriff Sepsis, wenn die Immunreaktion auf die Bakterienbelastung einer Infektion, zum Beispiel infolge einer Schussverletzung, nicht mehr adäquat gesteuert werden kann.

Eine Sepsis kann auf vielerlei Arten entstehen. Für eine Schusseinwirkung kommt eine Sepsis nach einer Wundinfektion, egal ob behandelt oder unbehandelt, in Betracht. Sie entsteht durch das Eindringen von schädlichen Erregern, beispielsweise Viren, Pilzen, Parasiten oder Bakterien, beziehungsweise deren Toxinen in den Blutkreislauf. Im Normalfall kann der Körper derartige Zwischenfälle kompensieren, allerdings wird die Immunabwehr hier von einer Fülle an aufeinanderfolgenden negativen Faktoren förmlich überrannt.

Diese Faktoren sind letztlich die gleichen, die auch schon zu Zeiten Napoleons zum Tod nach einer Schussverletzung geführt haben. Wurde damals ein Soldat in den Unterbauch getroffen, so war dies ein sicheres Todesurteil, denn hier kann der Wundherd nicht wirklich durch die Entfernung von mit Bakterien belastetem Gewebe gereinigt werden. Ein schlechter Zugang und eine mangelnde operative Abgrenzung, wie beispielsweise an einer Extremität, die notfalls komplett entfernt werden kann, sind also große Nachteile bei so einer Verletzung.

Erst durch den Einsatz von Antibiotika konnte man den Infektionen etwas entgegensetzen. Allerdings haben sich in den letzten Jahrzehnten auch Resistenzen ausgeprägt, was einige Bakterienstämme noch gefährlicher macht. Ein solcher resistenter Stamm kann eine Sepsis beschleunigen. Wird die Menge der Erreger nicht vom Immunsystem unter Kontrolle gebracht und kommt es zu einer raschen Vermehrung oder einer zusätzlichen Besiedlung durch andere Stämme, wird es richtig gefährlich. Symptome sind hohes, in Schüben auftretendes Fieber, eine erhöhte Atemfrequenz, Durchfall, Erbrechen und Schüttelfrost. Sie gehen über in einen septischen Schock. Dieser entsteht, wenn die durch die Erreger ausgeschiedenen Abbauprodukte toxisch wirken; die Abbauprozesse des Körpers sorgen nämlich dafür, dass die Mikrozirkulation des Blutes ins Stocken gerät. Dies hat wiederum zur Folge, dass die Organdurchblutung beeinträchtigt wird, was nach kurzer Zeit zu ersten Zerfallserscheinungen und zur Schädigung der betreffenden Areale führt. So geht es dann schrittweise immer weiter mit dem Erkrankten abwärts, bis der Tod eintritt.

7 EIN SCHUSS, EIN TREFFER?

Eins vorweg: Ein Schuss ist mechanisch nicht dazu in der Lage, einen Menschen umzuschießen, Leute durch den Raum zu werfen oder Cowboyhüte gezielt von Köpfen zu ballern. Der Impuls, den ein Projektil mit sich bringt, ist einfach zu gering. Wenn ich an den Physikunterricht in der achten Klasse zurückdenke, höre ich immer noch meinen Lehrer das dritte newtonsche Gesetz deklamieren: »Actio gleich reactio.« Ein wenige Gramm schweres Projektil kann keine Person durch einen Treffer umstoßen, da die Energieabgabe in den Körper nicht ausreicht. Mit diesem Wissen lohnt es sich, die Filme und Serien noch einmal genauer anzuschauen, die uns häufig spektakuläre Stunts infolge eines Schusses vorgaukeln. Actionfilme mit den Hauptfiguren Rambo und Dirty Harry wirken manchmal schon humoresk, wenn man sie aus der Perspektive physikalischer Ungereimtheiten anschaut.

Sprengschuss und Krönleinschuss

Die beiden Formen der Schusseinwirkung, die wir Fachleute als Sprengschuss und Krönleinschuss bezeichnen, sieht man selten, aber wenn sie auftreten, sind es eindrückliche Bilder, die man so nie erwartet. Was sich hinter den sprechenden Namen verbirgt, lässt sich am besten an einer Situation erklären, die ich in meiner Laufbahn bereits einmal begutachten durfte. Der Fall hat sich mir wirklich ins Gedächtnis eingebrannt.

Es war ein ruhiger Novemberabend, und ich saß gemütlich mit einem Buch auf der Couch, als gegen 22 Uhr das Klingeln des Telefons die Stille durchbrach. Es war ein guter Bekannter von der Spurensicherung der Leipziger Kriminalpolizei, er habe da mal eine Frage an mich. Ich stellte mich innerlich schon auf eine lange Nacht ein: Sehr oft enden derartige Fragen in Gegenfragen und anschließend in ausgedehnten Autofahrten.

»Na denn«, sagte ich, »schieß los.«

»Kann man beide Läufe einer kombinierten Waffe gleichzeitig auslösen?«, fragte der Kollege aufgeregt.

»Bei mechanischer Abnutzung und Fehlfunktion, aber auch mit viel Absicht kann man so etwas tun.«

»Aber gäbe es dann nicht nur einen Einschuss?«

Jetzt wurde es langsam interessant. Ich bat den Kollegen, mir genau zu schildern, worum es ging. Offenbar war eine Bockbüchsflinte mit einem Kugel- und einem Schrotlauf bei einem Suizid verwendet worden. Allerdings gab es zwei Schussdefekte in den Wänden.

»Ehrlich gesagt, wäre es uns am liebsten, du würdest an den Fundort kommen und dir selbst ein Bild machen«, meinte der Kollege, nachdem er grob erklärt hatte, was für ein Fall vorlag.

Ich fuhr zu einem großen Wohnblock und stand kurze Zeit später in einer aus forensischer Sicht beeindruckenden Auffindesituation. Nach kurzer Einweisung in die Lage wurde mir mitgeteilt, was geschehen war:

Ein Mann hatte offensichtlich mit einer Bockbüchsflinte in seinem Wohnzimmer Selbstmord begangen. Doch die Auffindung und der Tathergang ließen Fragen offen.

Als der Bruder des Toten diesen nicht erreichen konnte, war er besorgt zu dessen Wohnung gefahren und hatte erst einmal bei der Nachbarin geklingelt. Gemeinsam betraten sie die Wohnung – und fanden den Toten. Der Anblick war so schrecklich, dass die Nachbarin ohnmächtig wurde – erst als sie sich wieder erholt hatte, erinnerte sie sich, am Vortag einen dumpfen Knall gehört zu haben. Und genau dies beschäftigte nun die anwesenden Polizeibeamten: Die Nachbarin hatte *einen* Knall gehört, allerdings waren *beide* Läufe der verwendeten Bockbüchsflinte geladen und abgefeuert worden.

Als ich ins Wohnzimmer kam, eingehüllt in einen weißen Anzug der Spurensicherung und mit blauen Einwegfüßlingen bekleidet, sah ich zum ersten Mal in meiner Laufbahn die Auswirkungen eines Krönlein- beziehungsweise eines Sprengschusses. Diese klare Kombination aus beiden Erscheinungen ist in unseren Breiten aufgrund der wenigen Zwischenfälle mit Schusswaffen ungemein selten. Die Spurensicherung war schon fleißig gewesen und hatte alle wichtigen Funde mit Spurennummern markiert. Viele Nummernkärtchen waren neben Gewehrpatronen verteilt, die sich überall im Raum fanden. Andere standen auf dem Boden. Bei genauerer Betrachtung merkte ich auch schnell, warum. Hier waren Projektilfragmente, da lag ein Stück des Schädelknochens.

Rudolf Ulrich Krönlein lebte von 1847 bis 1910 und berichtete als erster Mediziner über diese besondere Erscheinung. Auch wenn der Anlass vielleicht nicht ganz der richtige gewesen war, trug er seine Beobachtungen als Professor der chirurgischen Klinik von Zürich auf einem Kongress vor. Im konkreten Fall, mit dem sich Krönlein befasste, ging es um einen Soldaten, der sich in suizidaler Absicht mit einem Dienstkarabiner, einem Schmidt-Rubin-Gewehr der Modellreihe 1889, in den Kopf geschossen hatte. Interessant ist dabei, dass das Kaliber nie in die heutigen internationalen Nomenklaturen überführt wurde, war es doch bei der Einführung dieser längst außer Dienst genommen worden.

Das damalige Standardkaliber hatte einen Durchmesser von 7,5 mm und ein Gewicht von 13,8 g und war als Vollmantelgeschoss ausgelegt.

Krönlein berichtete, dass das Projektil auf der linken Seite des Schädels knapp oberhalb des Ohrs in den Schädel eingetreten war und auf der gegenüberliegenden Seite eine massive Zerstörung des Schädels und der gesamten Hautauflage hervorgerufen hatte. Der Schädelknochen war in seinen Überresten sowohl gebrochen als auch an den Schädelnähten gerissen. Das Innere des Schädels war leer, bis auf Reste des in der Schädelbasis sitzenden Kleinhirns. Das Großhirn lag gemeinsam mit dem restlichen Kleinhirn weitestgehend intakt neben dem Leichnam. Auch an den durch den Schuss fortgeschleuderten knöchernen Teilen des Schädels fanden sich Brüche und Nahtsprengungen.

Ein Sprengschuss ist im Vergleich zum Krönleinschuss dadurch gekennzeichnet, dass ein maximaler Substanzdefekt entsteht – anders gesagt: Die vorhandenen Knochen und sämtliches weiches Gewebe werden zersprengt und verteilen sich rund um die Leiche. Für den Bereich des Kopfes bedeutet dies, dass der Schädelknochen ebenfalls großflächig zerstört wird, die Gehirnmasse wird aufgrund ihres hohen Flüssigkeitsanteils regelrecht verspritzt und ist nicht wie beim Krönleinschuss noch intakt.

Als ich im Wohnzimmer des Toten stand, war mir klar, warum die Nachbarin ohnmächtig geworden war. Der Anblick war für jeden Laien sicherlich grauenvoll: Der Leichnam saß auf einem ausgeklappten Liegesessel, der in der Raumecke stand. Auf seiner Brust lag eine Bockbüchsflinte, noch mit der linken Hand umschlossen. Das Zielfernrohr war entfernt worden. Hinter der Leiche war die Wand großflächig bis zur Decke mit Blutspritzern benetzt. Direkt hinter dem Leichnam, knapp oberhalb der Kopfstütze des

Sessels, befand sich ein drei Zentimeter tiefes Loch in der Wand. Von uns aus gesehen auf der rechten Seite des Sessels konnte ich deutlich erkennen, dass die Wand oberhalb der Leiche mit andersartigen Blutspritzern bedeckt war, außerdem entdeckte ich ein zweites Loch im Zentrum eines sogenannten Blutspritzerverteilungsmusters.

Unterhalb gab es einen Spritzschatten hinter einem schräg hängenden Bild. Diese Schatten entstehen, wenn nach einem Ereignis mit einer dynamischen Bewegung von Blut Gegenstände örtlich verändert werden oder eben auch nicht. Wenn also ein Gegenstand bewegt wird, der im Areal eines Spritzmusters liegt, findet sich dann hier eine Lücke in der Blutspritzmusterverteilung. Daher können sich Spritzschatten in das Bild einer Auffindesituation einfügen und plausibel sein, oft werfen sie aber auch neue Fragen auf. In diesem Fall handelte es sich um einen Bilderrahmen mit Glasscheibe, dieser hing, ehemals an zwei Nägeln befestigt, nun nur noch an einem schräg nach unten. Wie in der Wand fand sich auch im Bild ein Loch. Die Glasscheibe war zersplittert, die einzelnen Splitter lagen überall im Raum verteilt. Die Spritzmusterverteilung befand sich an der Wand des Bildes und bedeckte den Bereich, wo es ursprünglich gehangen hatte. Der Schatten, also ein weißes schräges Rechteck an der Wand, markierte die jetzige Position des Bildes, denn nun hing der kaputte Bilderrahmen schräg nach unten. Der Schatten hinter dem Bild musste also nach einem zweiten Schuss, bei dem auch das imposante Blutspritzerverteilungsmuster an die Wand kam, entstanden sein. Der erste Schuss verursachte demnach zwar ein kaputtes Bild und ein Loch in der Wand, aber kein Spritzmuster, wie der weiße Spritzschatten zeigte.

Es war in der Tat alles etwas merkwürdig: die Aussage der Nachbarin, es habe nur einen Schuss gegeben; zwei Ein-

TATORTSKIZZE

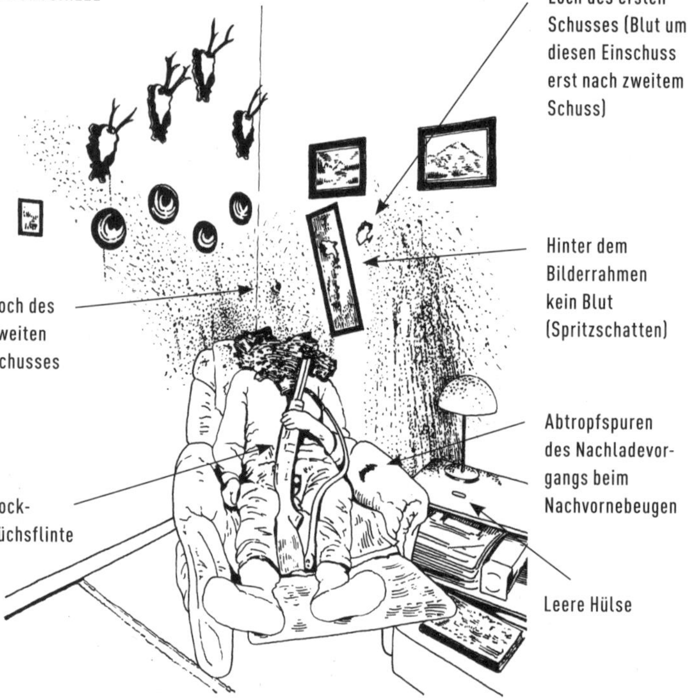

schusslöcher; und zwei augenscheinlich voneinander unabhängige Schusseinwirkungen.

Der Leichnam konnte uns primär nicht helfen, da der Kopf komplett fehlte. Ich schaute mir also zuerst die Schusswaffe an. Um zu gewährleisten, dass sie nicht mehr geladen war, sicherte ich die Waffe und öffnete die Bockbüchsflinte mit dem Hebel, der sie aufkippen ließ. In beiden Patronenlagern steckten Patronen, allerdings fielen mir dabei zwei Dinge auf: Zum einen fand ich im dicht schließenden Patronenlager Blut, zum anderen steckte im Schrotlauf eine Pufferpatrone. Pufferpatronen werden dazu genutzt, um bestimmte Waffen, speziell die Kipplaufwaffen, mechanikschonend zu entspannen.

Das Patronenlager musste also zum einen mit einer blutenden Verletzung geöffnet worden sein, und zum anderen konnte zumindest der gedachte zweite Schuss aus dem Schrotlauf abgefeuert worden sein. Dafür gab es ohnehin vorerst keine Hinweise, da verschossene Schrotpatronen nicht auffindbar waren.

Die im Kugellauf befindliche Patrone im Kaliber 7 × 57 R war abgefeuert worden. Allerdings erklärte sich damit nur ein Loch in der Wand. Auf dem Beistelltisch neben dem Sessel, auf dem die Leiche saß, lag noch eine verschossene Patronenhülse des gleichen Kalibers. Auf dem Tisch bemerkte ich neben den Abschiedsbriefen ein Etui aus Filz, in dem augenscheinlich drei Büchsen- und drei Flintenpatronen Platz fanden. Hier fehlten die drei Büchsenpatronen. Eine befand sich wie festgestellt verschossen im Patronenlager der Waffe, eine unverschossene Patrone lag auf dem Boden neben dem Sessel, eine weitere verschossene lag auf dem Beistelltisch. Die Hypothese, dass nur ein Knall zu hören gewesen sein musste, wurde immer unwahrscheinlicher.

Zwei Löcher in der Wand, zwei verschossene Patronenhülsen und eine Pufferpatrone im Schrotlauf ergaben langsam ein Bild. Bei den verwendeten Patronen handelte es sich um eine übliche und häufig vorkommende Jagdmunition mit Teilmantelgeschossen. Diese sind darauf ausgelegt, nach dem Auftreffen auf ein Hindernis möglichst viel Energie abzugeben. Dazu verformen sie sich an der Spitze und richten damit in Weichgeweben große Schäden an. Für Hartziele sind sie nicht geeignet. Als wir den Raum weiter nach Spuren absuchten, fanden wir überall weitere Projektilfragmente, Glasscherben und knöcherne Anteile des Schädels. Ich äußerte die Idee, dass der Tote sich gegebenenfalls zweimal in den Kopf geschossen hatte. Alle waren skeptisch: Einen Kopfschuss aus dieser Waffe konnte man nicht überleben – wie hätte der Mann ein zweites Mal abdrücken sollen?

Als die Spurensicherung im Wohnzimmer beendet war und alle Projektilfragmente asserviert waren, konnten wir den Leichnam für die äußere Leichenschau vom Sessel auf den Boden legen. Was dann folgte, war ein Überraschungsmoment: Wir fanden hinter dem Sessel die absolut intakte linke Hälfte des Großhirns. Die rechte Gehirnhälfte war nicht mehr in ihrer ursprünglichen Form erkennbar. Dies hatte so noch keiner der Anwesenden gesehen.

Wir spekulierten weiter über den Tathergang. Ich war mir sicher: Irgendwie mussten zwei Schüsse abgegeben worden sein, und so unwahrscheinlich es auch war, jemand musste nachgeladen haben, denn im zweiten Lauf steckte ja immer noch die Pufferpatrone. Hatte der Selbstmörder einen Gehilfen gehabt?

Wir mussten weiter forschen, alles Spekulieren brachte nichts, solange nicht alle Spuren gesichert und ausgewertet waren. Jetzt nahmen wir den Sessel genauer in Augenschein. Auf der von uns aus gesehen rechten Armlehne waren große Abtropfspuren auf dem Polster erkennbar – also genau da, wo theoretisch bei einem aufrechten Sitz die linke Hand ruhen würde. Auch die Leiche wurde zumindest äußerlich an Ort und Stelle genau untersucht. Da der Schädel völlig zerstört worden war, ließen sich die Grundstrukturen nur noch grob zuordnen. Der massivste Teil der Zerstörung befand sich oberhalb der gedachten Hutkrempenlinie. Unterhalb des linken Auges war ein Hautdefekt erkennbar, der nicht im Zusammenhang mit dem Zerreißen des Schädelknochens stand. Vom Erscheinungsbild handelte es sich dabei um einen Ausschuss.

Wir gingen davon aus, dass sich der Mann in den Mund geschossen hatte, und untersuchten ihn. Wir wurden im sogenannten harten Gaumen fündig. Dieser Teil bildet quasi das Dach des Mundes. Und hier fand sich tatsächlich trotz aller weiterer Zerstörung die Antwort auf die offenen Fragen: zwei voneinander abgrenzbare, kreisförmige Defekte in der feinen Knochenstruktur. Zudem bemerkten wir im Mundbereich reichlich Rußantragungen. Nun konnten wir ausschließen, dass noch jemand an der Tat beteiligt gewesen war: Die Einschusswinkel aus einer sitzenden Position im Sessel waren eindeutig.

Die Puzzleteile lagen jetzt alle auf dem Tisch, wir brauchten sie nur noch zusammenzufügen. Nach und nach konstruierten wir den Fall gemeinsam wie folgt: In einer aufrecht sitzenden Position fügte sich der 86-Jährige, der als Jäger mehrere Schusswaffen besaß, einen ersten Schuss von schräg rechts unten in den Mund zu. Der Schuss trat mit einem relativ intakten Projektil unterhalb des linken Auges wieder aus und durchschoss das Bild an der Wand. Das Bild löste sich von einem Nagel und hing nun schräg nach unten. Dann beugte sich der Mann im Sessel nach vorn und verursachte die Blutanhaftungen auf der linken Armlehne des Sessels, als Blut aus der ersten Schussverletzung auf das Polster tropfte. Der komplexe Nachladevorgang führte dazu, dass auch das Patronenlager innen voller Blut war. Für den zweiten Schuss muss der Sessel in die Liegeposition gebracht worden sein. In dieser Position verlief der Schusskanal durch den harten Gaumen in die Schädelbasis und trat zentral im Scheitelbein wieder aus. Die Schädelnähte zum Stirnbein und den beiden Schläfenbeinen wurden dabei zerrissen. Das Scheitelbein brach scherbenartig in mehrere Teile. Der größere Druck wirkte hierbei auf die rechte Seite des Schädels, was zu einem rechtsseitigen Sprengschuss und zu einem linksseitigen Krönleinschuss führte.

Wir alle waren erleichtert, dass wir Fremdverschulden

ausschließen konnten. Was aber mochte den Mann dazu gebracht haben, so entschlossen zu handeln?

Der Grund für den Suizid fand sich schließlich in den Abschiedsbriefen. Eine schwere Krebserkrankung hatte dem pensionierten Jäger bereits die Ehefrau genommen, und nun war vor Kurzem bei ihm selbst eine ähnliche Erkrankung festgestellt worden. Er gab an, nicht von anderen abhängig sein zu wollen, da er immer selbstständig seinen Weg beschritten habe.

Wirkung und Wirksamkeit

Wenn es darum geht, aus vorhandenen Verletzungen Rückschlüsse auf das Geschehen bei einer Tat zu ziehen, muss man immer bedenken, wie sich welches Geschoss aus welcher Waffe auswirken kann. Dabei geht es um die beiden Parameter Geschosswirkung und Geschosswirksamkeit. Die *Geschosswirkung* beschreibt, wie ein Projektil bei einem ganz konkreten Fall auf den Körper eingewirkt hat. Dies wiederum ist von mehreren Parametern abhängig. Das baugleiche Projektil aus ein und derselben Waffe auf verschiedene Körperregionen abgefeuert, erzeugt unterschiedliche Resultate, da seine mitgebrachte Energie im Ziel unterschiedlich arbeitet. Nehmen wir an, eine Kugel trifft einen Menschen am Kopf. Zuerst wird die Haut, dann der Schädelknochen, dann das Gehirn durchstoßen, anschließend beim Austreten wieder Schädelknochen und Haut. An jeder Phasengrenze verlässt das Projektil ein Medium und tritt in das nächste über. Physikalisch gesehen wird also Energie abgegeben und Arbeit verrichtet. Trifft das gleiche Projektil auf den Oberschenkel, wirkt es allerdings komplett anders. Oder: Ein Mensch wird am Kopf getroffen, aber von einem ganz anderen, beispielsweise langsameren, Projektil, dann wirkt sich dies wiederum ganz anders aus. Masse, Form und Geschwindigkeit des Projektils und alle Parameter des Ziels entscheiden in der Summe darüber, wie ein Geschoss letztendlich wirkt. Ein Schuss ins Bein kann bei einem Menschen, der plötzlich getroffen wird, dazu führen, dass er hinfällt, aber es gibt auch Menschen, die einfach weiterlaufen, zum Beispiel durch Adrenalinrausch bei einer Drogenintoxikation.

Die *Geschosswirksamkeit* dagegen beschreibt die Energie, die ein Geschoss unter immer gleichen Bedingungen abgibt, also immer die gleiche Munition aus der gleichen Waffe auf das immer gleiche Objekt – oder in einen Gelatineblock – abgefeuert. Die *Wirksamkeit* ist in wissenschaftlichen Experimenten messbar. Die *Wirkung* ist immer ein Einzelereignis.

Um mehr über die Geschosswirkung in konkreten Fällen zu erfahren, können wir Ballistiker entsprechende Schussversuche durchführen und Computermodelle erstellen. Das ist ein äußerst spannender Teil meiner Arbeit. Diese Experimente funktionieren meist nur in standardisierten Systemen und Versuchsaufbauten und können durch kleinere Ungereimtheiten bereits komplett andere Ergebnisse liefern.

Streifschuss

Die klassische Aussage aus Filmen »Keine Angst, ist nur ein Streifschuss« ist jedem bekannt. Was aber genau ist ein Streifschuss – mit den Augen eines Wundballistikers betrachtet. Hierbei berührt ein Projektil nur oberflächlich den Körper und verursacht eine rinnenförmige Aufreißung, dringt dabei aber nicht in den Körper ein und verursacht keinen Wundkanal und keine Wundhöhle. Auch wenn

Streifschüsse in den meisten Körperregionen aus medizinischer Sicht heute unproblematisch sind und gut versorgt werden können, sind sie natürlich trotzdem nicht ungefährlich: Ein Streifschuss im Gesicht oder am Hals ist besonders prekär, da wichtige Gefäße und Nerven nah unter der Haut liegen. Hier spielt also wieder die Projektilwirkung eine wichtige Rolle.

Prellschuss

Ein Prellschuss weist ein vergleichsweise geringes Verletzungsrisiko auf. Von einem Prellschuss ist die Rede, wenn ein ermattetes Geschoss auf den Körper trifft. Es besitzt aus verschiedenen Gründen nicht mehr ausreichend Energie, um großen Schaden anzurichten. Dies kann daran liegen, dass es schon Hindernisse durchdrungen hat oder die Flugbahn so lang ist, dass das Projektil abgebremst zu Boden fällt. Die Energie des Geschosses muss dabei auf einen Quadratmillimeter Haut geringer als 0,1 Joule sein.

In den meisten Fällen führt der Prellschuss, wie der Name schon sagt, zu einer Prellung mit einer Hämatombildung. Allerdings können auch größere, im ersten Moment nicht sichtbare innere Verletzungen wie Organzerreißungen und Knochenbrüche die Folge sein. Wenn die Kraft des Projektils noch ausreicht, durchdringt es die Kleidung und wird dann manchmal im Innenfutter, in Kapuzen oder Taschen gefunden.

Steckschuss

Von einem Steckschuss spricht man, wenn das Projektil einen Einschuss, aber keinen Ausschuss erzeugt und im Körper verbleibt. Das Geschoss ermattet durch Energieabgabe im Körper. Dies kann unterschiedlich schwere Auswirkungen haben, abhängig davon, wie hoch die Auftreffenergie war. Werden unterschiedliche Hindernisse im Körper durchdrungen, dann nehmen diese Energie auf. Häufig finden sich Projektile im Beckenknochen, da dieser aufgrund seiner Knochendicke und -struktur das stabilste Hindernis im menschlichen Körper darstellt. Reicht die Energie des Projektils nicht aus, um den Körper wieder zu verlassen, kann es manchmal auf der gegenüberliegenden Seite unter der Haut getastet werden. Die Haut wirkt dabei zäh-elastisch und bremst das Projektil ab.

Bei der Jagd findet man häufiger die Projektile in besonders starken Gewebeteilen von Rothirschen und Wildschweinen. Gerade die alten Keiler besitzen eine Art Verbundpanzerung. Durch häufiges Schubbern an sogenannten Mahlbäumen und das Suhlen in Schlammbädern baut sich im Fell des Schulterblatts eine dicke, extrem feste Auflage auf der Haut auf. Diese dient in der Regel dazu, für den Zweikampf mit Rivalen gewappnet zu sein, sie hält Parasiten ab und wird nicht umsonst jagdlich als »Schild« bezeichnet. Darunter befindet sich eine Fettschicht, die auf starken Muskeln aufliegt. Gar nicht so einfach für ein Projektil, all diese Schichten zu durchschlagen, denn es folgt ja noch das Schulterblatt und anschließend der Brustraum. Auf der anderen Seite des Körpers muss das Projektil die gleichen Hindernisse in umgekehrter Reihenfolge durchdringen. Selbst Jagdgeschosse mit hoher Energie kommen hier an ihre Grenzen.

Manchmal werden sogar Steckschüsse im menschlichen Schädel festgestellt. Grund dafür sind meist kleinkalibrige Geschosse, die zwar ausreichend Energie besitzen, um in den Schädel einzudringen, und sich dabei verformen, die aber beim zweiten Kontakt mit dem Schädelknochen stecken bleiben.

Durchschuss

Der Durchschuss eines einzelnen Projektils besitzt immer mindestens einen Ein- und einen Ausschuss. Es kann aber auch zu sogenannten 2- oder 3-Segmenttreffern kommen. Hierbei durchschlägt das Projektil beispielsweise zuerst den Arm und anschließend den Brustkorb, um auf der anderen Seite wieder den Arm zu durchschlagen. Diese Befunde sind vor allem bei Rekonstruktionen wichtig, da man dadurch Aussagen darüber treffen kann, in welcher Körperhaltung sich die getroffene Person befunden hat beziehungsweise die Ausrichtung des Schützen zum Opfer. Nach derartigen komplexen Durchschüssen findet sich mitunter das abgemattete Geschoss in der Kleidung. Aber auch vergleichsweise langsame und energiearme Geschosse können zu einem Durchschuss führen, wenn kein Knochen im Weg steht.

Wie wichtig es ist, genau über die Munition und die mögliche Energieabgabe Bescheid zu wissen, zeigt der Alltag in der Rechtsmedizin. Bei einem durch eine Schusswunde schwer verletzten Mann konnte sich die Polizei lange nicht erklären, warum das Projektil außerhalb des Gebäudes, in dem die Tat stattgefunden hatte, aufgefunden wurde. Der Mann war in seiner Wohnung im dritten Stock erschossen worden, alle Fenster waren zu und intakt. Konnte es sein, dass ein Rettungssanitäter auf das Projektil getreten war und es im Profil des Schuhs unbeabsichtigt nach draußen befördert hatte? Immerhin fand sich die Kugel in etwa dort, wo der Krankenwagen geparkt hatte. Der Sanitäter wurde dazu vernommen und gab an, er habe bemerkt, wie etwas von der Trage gefallen und unter den Rettungswagen gerollt war.

Auf dem Schießstand wurden daraufhin verschiedene Schussversuche mit der gleichen Munition aus einer 9-mm-Pistole gemacht. Hierbei zeigte sich, dass in vier von zehn Fällen das Projektil beim Austreten aus dem Schusskanal schon zu viel Energie verloren hatte, um mehrere Lagen Stoff – Unterhose und dicker Jeansstoff im Bereich der Gesäßtasche – zu durchdringen; die Kugel wurde wieder zurück in den Wundkanal gedrückt. Bei der Umlagerung des angeschossenen Mannes war das Projektil dann vermutlich aus der Wunde zuerst auf die Trage und dann zu Boden gefallen.

Querschläger

Treffer mit Querschlägern haben ein erhebliches Verletzungspotenzial. Hierbei trifft das Projektil quer, also mit seiner Längsachse, auf. Dies kann daran liegen, dass es bereits ein Medium durchdrungen hat und dadurch instabil geworden ist, beispielsweise wenn sich mehrere Soldaten im Gefecht befinden. Hochrasante Geschosse können zuerst eine Person durchschlagen und anschließend eine zweite Person treffen. Dabei entsteht kein kreisrunder Einschuss, sondern je nach Auftreffwinkel und Projektilart eine längliche Verletzung. Dadurch, dass das Projektil initial die Drallbewegung aus dem Lauf aufgenommen hat, dreht es sich auch weiterhin um die gedachte Längsachse, kommt dabei aber gegebenenfalls ins Trudeln. Bei einem Treffer wird dann die temporäre Wundhöhle stark vergrößert, die Kugel gibt aufgrund des größeren Querschnitts in Schussrichtung mehr Energie ab und zerstört relativ viel Gewebe.

Ricochet

Die Verletzung, die ein Ricochet, im Deutschen auch als Abpraller bezeichnet, erzeugt, ähnelt der des Querschlägers. Allerdings ist hierbei das Projektil vorher von einer festen Oberfläche oder einer Flüssigkeit abgeprallt. Dadurch wird wie beim Querschläger die Stabilität beeinträchtigt. Das Geschoss stellt sich in Flugrichtung auf und kann beispielsweise durch eine Deformation der Geschossspitze eine absolut unvorhergesehene Flugbahn einnehmen.

Der Einschuss ähnelt dem des Querschlägers. Die temporäre Wundhöhle kann stark vergrößert sein, oft weist der Schusskanal eine gekrümmte Form auf oder verläuft bogenförmig. Je nachdem, welche Waffe und welche Munition verwendet wurden, können die Verletzungen massiv sein.

Die temporäre und die dauerhafte Wundhöhle

Wenn ein Geschoss einen weichen Körper durchdringt, dann hinterlässt sie nach dem Bruchteil einer Sekunde einen dauerhaften Wundkanal. Hier ist das Gewebe dauerhaft zerstört. Neben diesem entsteht aber, abhängig davon, ob mit einer Kurz- oder einer Langwaffe geschossen wurde, für einen kurzen Augenblick auch eine temporäre Wundhöhle. Gerade bei sehr schnellen und energiereichen Geschossen aus Langwaffen kann diese temporäre Höhle große Ausmaße annehmen und auch weiter entfernte Organe und Gewebe schädigen.

Die temporäre Wundhöhle wird dadurch erzeugt, dass durch den Kontakt des Projektils auf den Körper eine Masse um das Projektil herumströmt. In der Luft wirkt primär nur der Luftwiderstand als Strömung um das Geschoss. Da ein menschlicher oder tierischer Körper aber aus unterschiedlich elastischen und plastischen Materialien besteht, ändert sich durch den Widerstand auf das Projektil auch die Strömung um dieses herum. Verdrängt ein Geschoss mit hoher Geschwindigkeit Material vor sich und strömt dieses am Geschoss selbst vorbei, entsteht hinter dem Projektil ein Vaku-

SCHUSSKANÄLE IM SCHUSSVERSUCH JEWEILS IM GLEICHEN KALIBER

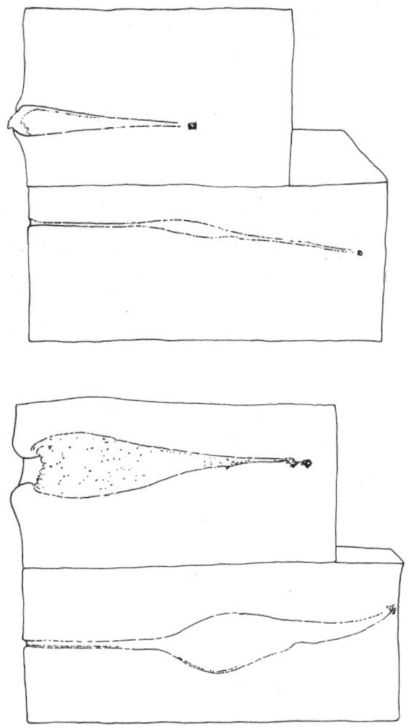

Teilmantelgeschoss Pistole

Vollmantelgeschoss Pistole

Teilmantelgeschoss Gewehr

Vollmantelgeschoss Gewehr

um, das durch einen Druckausgleich Luft nachzieht. Darüber hinaus stellt sich das Projektil durch den Widerstand im Körper sogar auf, wird vom Drehimpuls aber weiter dazu gedrängt, seine Flugbahn zu begradigen. So entsteht eine Art Schlingerbewegung. Diese vergrößert die Fläche, von der weiteres Material verdrängt wird – also die Fläche, die das Vakuum hinter der Kugel hinterlässt. Die temporäre Wundhöhle baut sich auf und bricht sofort nach dem Passieren des Geschosses wieder in sich zusammen.

Will man hier Ursache und Wirkung verstehen, kommt wieder der Physiklehrer ins Spiel. Das Geschoss wirkt mit einer Actio, und das Körpergewebe reagiert mit einer Reactio. Die Wirksamkeit des Projektils ist dabei bis zum Auftreffen auf den Körper berechenbar – der physikalische Teil der Ballistik. Die Wirkung im Körper ist dann ein rechtsmedizinischer beziehungsweise biologischer Aspekt, der vollkommen abhängig vom Ziel und vom Auftreffpunkt ist. Die Verdrängung des Gewebes, das dem Projektil im Weg liegt, erzeugt eine permanente Wundhöhle in Form eines Schusskanals.

Da sich jede Waffe und jedes Projektil anders auf die temporäre Wundhöhle auswirken, gibt es mannigfaltige und teils sehr überraschende Erscheinungen. Die Waffe und die Projektile, die beispielsweise bei dem Attentat auf John F. Kennedy zum Einsatz kamen, führten in ihrer Kombination bei einem ersten Schuss zu einer relativ einfach und schwach ausgeprägten temporären Wundhöhle. Bei einem zweiten Schuss trat genau das Gegenteil ein. Aber schon damals konnte man sie nachweisen, das lassen die inzwischen veröffentlichten Dokumente deutlich erkennen. Überhaupt ist das Attentat ein wunderbares Beispiel für die Arbeitsweise von Wundballistikern, weshalb im Folgenden davon noch die Rede sein wird.

8 DER GEFÄHRLICHSTE BERUF DER WELT?

Warum man unbedingt Präsident der Vereinigten Staaten werden möchte, erschließt sich mir persönlich nicht. Vier Präsidenten überlebten Attentate mit Schusswaffen nicht. Die beiden bekanntesten sind sicherlich Abraham Lincoln, der 16. Präsident der USA, der am 14. April 1865 bei einem Theaterbesuch erschossen wurde, und John F. Kennedy, der 35. Präsident der USA, der am 22. November 1963 bei einer Parade Opfer eines Attentats wurde. Aber auch zwei weitere, im Hier und Heute vergleichsweise unbekannte Präsidenten wurden mit Schusswaffen ermordet: James A. Garfield, der 20. Präsident der USA, 1881; und William McKinley, der 25. Präsident der USA, 1901.

Daneben gibt es noch weitere Mordversuche mit Schusswaffen auf amerikanische Präsidenten, bei denen die Opfer zum Glück überlebt haben. Sie wissen vermutlich von Theodore Roosevelt, der am 14. Oktober 1912 in einer Bar angeschossen wurde; und Ronald Reagan, der am 30. März 1981 ein Attentat schwer verletzt überlebte. Jeder Fall bietet aus Sicht der Wundballistik, nicht zuletzt aufgrund der verschiedenen verwendeten Waffen und der Ausführung, interessante Details. Allerdings ranken sich um all diese Fälle Mythen und Verschwörungstheorien, die teilweise erst mit moderner Technik oder durch Rekonstruktionen eindeutig widerlegt werden konnten.

Der Tod von John F. Kennedy, und was an den Mythen dran ist

Wie bereits erwähnt, kann man am Beispiel von John F. Kennedy sehr anschaulich erklären, was es mit Geschosswirkung beziehungsweise -wirksamkeit auf sich hat und wie unterschiedlich ausgeprägt temporäre Wundhöhlen sind. Es wird kaum besser untersuchte Mordfälle geben als die auf US-Präsidenten. Auch im Falle von John F. Kennedy kann man das Geschehen aus ballistischer Sicht sehr gut rekonstruieren, da es unzählige Akten, Studien, Bücher und Filme über das Attentat gibt.

Der Attentäter Lee Harvey Oswald benutzte ein Carcano-Gewehr, das schnell geladen und abgefeuert werden konnte. Das Geschoss der verwendeten Munition war ein Vollmantelrundkopfgeschoss mit Bleikern, es wog 10,4 Gramm, war torpedoförmig und 3 Zentimeter lang. Die Flugbahn dieses Projektils durch Weichgewebe ist extrem stabil und die Verformung gering. Erst wenn dieses Geschoss das erste durchdrungene Material verlässt, wird es instabil und stellt sich auf.

Genau dies war bei den Verletzungen von Kennedy und dem vor ihm sitzenden texanischen Gouverneur John Connally zu sehen. Der erste Schuss von Lee Harvey Oswald ging daneben. Das Projektil des zweiten abgegebenen Schusses traf Kennedy in den oberen Rücken im Übergang zum Nacken und verließ den Hals im Bereich des Kehlkopfes, in der Nähe des Krawattenknotens. Der Schusskanal war ungefähr 15 Zentimeter lang. Vermutlich durch die indirekte Energieeinwirkung auf das Rückenmark riss Kennedy seine Arme und Hände verkrampft nach oben. Nach dem Austritt hatte die Kugel keine stabile Flugbahn mehr, sie stellte sich auf und drang bei Connally von rechts hinten unterhalb der

Achselhöhle in den Bereich des Brustkorbs ein und bahnte sich ihren Weg durch seinen Körper, den sie unterhalb der rechten Brustwarze wieder verließ. Dies führte zu einem Pneumothorax, der rechte Lungenflügel kollabierte teilweise. Doch die Reise des Projektils war damit noch nicht zu Ende, sie zertrümmerte auch noch das rechte Handgelenk von Connally und drang mit seiner Restenergie einen Zentimeter in seinen linken Oberschenkel ein. Aufgrund der Komplexität dieses Schusskanalverlaufs erschien es anfänglich für die Ermittler unglaubhaft, dass ein Projektil allein diese massiven, mehrphasigen Verletzungen ausgelöst haben könnte. Hier schlug die Wirkung des Projektils jegliche Vorstellungskraft in die Flucht.

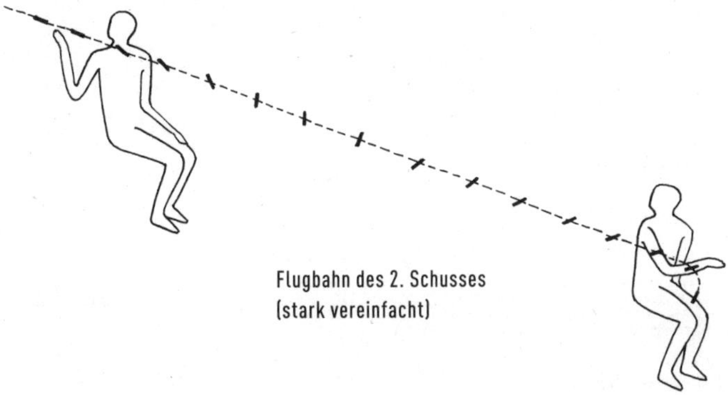

Flugbahn des 2. Schusses
(stark vereinfacht)

Der dritte Schuss richtete verheerende Verletzungen am Schädelknochen des Präsidenten an. Dadurch, dass ein zweifacher Wechsel des Mediums stattfand und der Ablauf Knochen – Hirn – Knochen war, kam es zu einer Destabilisierung des Geschosses im Schädelinneren. Dies führte zu einer massiven Sprengung des Schädelknochens am Ausschuss, während der Einschuss kreisrund blieb und dem Durchmesser des Projektils entsprach.

Kennedy und Connally wurden umgehend in das Parkland Memorial Hospital in Dallas gebracht. Es muss ein Bild des Schreckens gewesen sein: Aus Kennedys Verletzung des Kehlkopfes, die sofort genutzt worden war, um den Beatmungsschlauch in die Luftröhre einzuführen, kam Blut, und die Atemluft, die über den Schlauch in die Lunge gelangen sollte, zeigte keine Wirkung. Durch die Herzmassage flossen Unmengen an Blut aus der Kopfverletzung. Gegen 13 Uhr wurde die Reanimation abgebrochen und der Tod des Präsidenten festgestellt.

Es wurde veranlasst, dass der Leichnam, entgegen texanischem Recht, an Bord der Präsidentenmaschine Air Force One zur Obduktion ins Bethesda Naval Hospital nördlich von Washington, D.C., geflogen werden sollte. Durch den Umstand, dass keine förmliche Übergabe des Leichnams zwischen den Ärzten stattfand, wussten die forensischen Pathologen nichts Genaues über den Zustand Kennedys bei Eintreffen in der Klinik und über die erfolgte Behandlung. So wurde den Verschwörungsmythen rund um das Attentat Tür und Tor geöffnet. Da der Patient im OP-Saal nicht gedreht worden war, sondern zuerst die Sauerstoffzufuhr gewährleistet werden musste, nahm man an, dass die Verletzung im Kehlkopf der Einschuss war, da dieser klein und kreisrund war. Dies tat Dr. Perry, der als Arzt im OP dabei gewesen war, aufgrund des erheblichen Drucks der Presse auch noch öffentlich kund. Sofort entbrannte eine Diskussion über den genauen Ablauf des Attentats, die nie ganz verstummen sollte. Zwar ergab die durchgeführte Sektion zweifelsfrei, dass beide Schüsse von hinten oben gekommen sein mussten, allerdings beharrten viele der bei der Operation in Dallas anwesenden Ärzte in der nachfolgenden Untersuchungskommission, dass es sich bei der Wunde am Kehlkopf um einen Einschuss gehandelt habe.

Das mediale Interesse wurde von allen beteiligten Ärzten, Polizisten und Zeugen rege gefüttert, und in kurzer Zeit entstand eine unübersichtliche Faktenlage. Da man befürchten musste, dass ein geregelter Gerichtsprozess mit unbeeinflussten Geschworenen nicht mehr möglich war, sollte der bereits verhaftete Tatverdächtige Lee Harvey Oswald, der nach ersten polizeilichen Ermittlungen plausibel für die Tat in Betracht kam, in ein Bezirksgefängnis überstellt werden. Auch über diesen Umstand und das genaue Datum der Verlegung wurde in der Presse berichtet.

Zwei Tage nach dem Attentat erschoss der Nachtklubbesitzer Jack Rubinstein dann Lee Harvey Oswald auf dem Weg zum Gefangenentransporter in der Tiefgarage des Polizeihauptquartiers vor laufenden Kameras. Er ging dabei auf Oswald zu und schoss aus einem Revolver Colt Cobra im Kaliber .38 aus kurzer Distanz auf dessen Unterleib. Oswald wurde in das gleiche Krankenhaus, das Parkland Memorial Hospital in Dallas, eingeliefert wie John F. Kennedy zwei Tage zuvor. Wieder hatte Dr. Malcolm Perry Dienst, obwohl er sich noch nicht von der Tragödie rund um den Präsidenten und dem Ansturm der Presse erholt hatte. Er galt in den USA – trotz der Aussichtslosigkeit der Verletzungen – als der Arzt, unter dessen Händen der Präsident verstorben war. Als der bewusstlose Oswald ins Krankenhaus eingeliefert wurde, war Perry sofort klar, wer vor ihm lag. Die Situation war absurd: Seit zwei Tagen machte man ihn dafür verantwortlich, dass der Präsident gestorben war, und nun sollte er dessen Mörder retten?

Die anwesenden Ärzte berichteten später, dass es nur eine Schusswunde gebe. Sie befand sich an der linken Seite unterhalb des Brustkorbs. Die Kugel war auf der anderen Seite unter der Haut spürbar. Der Schuss hatte seine gesamte Energie also in Oswalds Körper abgegeben, wobei der Schusskanal quer durch den Oberbauch ging. Eine einzige Kugel hatte auf ihrer Flugbahn den größtmöglichen Schaden angerichtet: Oswald hatte so massive innere Verletzungen, dass er auf dem OP-Tisch an den Folgen des Blutverlustes starb.

Sein Tod aber befeuerte die Verschwörungstheorien noch mehr. Da Oswald bis zu diesem Zeitpunkt kein Geständnis abgelegt hatte, wurde umfangreich weiter ermittelt. Die Akten liegen in Teilen bis heute unter Verschluss. Zumindest die Protokolle der Untersuchungskommission mit Abschriften aller Befragungen der beteiligten Ärzte sind online einsehbar. Jack Rubinstein, der Schütze, der vor laufenden Kameras den ersten jemals im Fernsehen live übertragenen Mord begangen hatte, wurde zum Tode verurteilt, starb aber vor der Vollstreckung an einer Lungenembolie. Raten Sie, wo? Genau: im Parkland Memorial Hospital. Um die Geschichte merkwürdiger Zufälle noch zu vervollständigen: Auch Abraham Zapruder, der Mann, der das Attentat auf Kennedy gefilmt hatte und durch die Aufnahmen ein reicher Mann geworden war, sollte ebenfalls im Parkland Memorial Hospital sterben, allerdings erst Jahre später.

Keine Chance für Abraham Lincoln

Nicht minder berühmt als Kennedy ist der Name Lincoln, und doch wissen die meisten Menschen nicht über das Leben und Ableben dieses großen Politikers Bescheid. Betrachtet man die vergleichsweise kurze Historie der Vereinigten Staaten von Amerika, so ist sie geprägt von blutigen Auseinandersetzungen – aus Sicht eines Ballistikers sind die USA also eine Fundgrube für spannende und aufschlussreiche Geschichten. Auf den Unabhängigkeitskrieg, der die

USA von einer Kolonie in einen eigenständigen Staat umwandelte, folgte der Amerikanische Bürgerkrieg, der zur finalen Einigung des Staates mit einer Zentralregierung führte und den Weg in die Industrialisierung und zur Weltmacht ebnete.

Der Präsident, der dies entscheidend vorantrieb, war der Republikaner Abraham Lincoln. Nachdem die Südstaaten am 13. April 1865 kapituliert hatten, plante Lincoln am Folgetag einen Besuch des Ford's Theatre in Washington, was im Siegestaumel von der Presse und auf Flugblättern überall verkündet worden war. Der Schauspieler John Wilkes Booth war den Südstaaten zugetan und arbeitete schon längere Zeit im Ford's Theatre. Er plante mit mehreren anderen Personen eine Verschwörung mit dem Ziel, sowohl den Präsidenten als auch andere führende Persönlichkeiten der Regierung umzubringen. Doch Lincoln kam nicht mit großem Tross, sondern in Begleitung seiner Frau und mit dem hochdekorierten Major Henry Rathbone und dessen Verlobter Clara Harri. Zudem war sein Leibwächter zum Tatzeitpunkt nicht am Platz vor der Loge, da er selbst die Theateraufführung sehen wollte. So konnte Booth ungehindert von hinten an den sitzenden Präsidenten herantreten und schoss ihm mit einer einschüssigen Deringer-Vorderladerpistole im Kaliber .44 unvermittelt von hinten in den Kopf. Der Präsident sackte zusammen, und Booth sprang über die Brüstung in den Theatersaal, wobei er vorher Rathbone noch mit einem Messer verletzte. Er konnte zunächst entkommen, wurde aber später mit den Mitverschwörern verhaftet und hingerichtet. So weit der Ablauf der Tat, für uns interessanter ist allerdings die Verwundung des Präsidenten.

Die Einschusswunde befand sich hinter Lincolns linkem Ohr. Nach dem Attentat wurde der Präsident in ein benachbartes Haus gebracht und von mehreren Ärzten versorgt. Die Kugel saß zu tief, als dass man sie hätte entfernen können. Die behandelnden Ärzte waren sich einig, dass die Verletzung zum Tod führen würde, und beschränkten sich auf die Entfernung von Blutgerinnseln und Knochensplittern in Reichweite des Einschusses. Die Blutung allerdings konnte nicht gestoppt werden. Lincoln befand sich zu diesem Zeitpunkt in einem komatösen Zustand.

Es ist anzunehmen, dass er sich tatsächlich bereits im Zustand des Hirntods befand und nur noch das vegetative Nervensystem aktiv war. Letztlich führte die Blutung im Schädelinneren zu einem erheblichen Druck, unter dem das Gehirn nach und nach seine Funktionen aufgab. Am 15. April um 7.22 Uhr wurde der Tod Lincolns festgestellt. Aus kurzer Distanz abgefeuert, trägt ein Schuss aus einer Deringer-Pistole Pulverfragmente, Bleipartikel, Faserreste und Haare mit in die Wunde ein. Die schnelle Einschätzung der Ärzte, dass eine solche Verletzung keinesfalls überlebt werden könnte, war absolut zutreffend.

Wer war wirklich schuld am Tod von James A. Garfield?

Da war man bei James A. Garfield, 20. Präsident der USA, anderer Meinung. Der Mörder, Charles Guiteau, sagte sogar vor Gericht aus: »Ich habe ihn nur erschossen, die Ärzte haben ihn umgebracht.«

Und in der Tat war es 1881, in dem Jahr als die Tat stattfand, noch längst nicht möglich, größere Operationen im Inneren von Brust und Bauchraum durchzuführen, ohne dass der Patient an einer Infektion verstarb. Gerade erst entdeckte man die Bakterien und konnte sie als Auslöser für

Krankheiten identifizieren. Dass sie auch verantwortlich für andere medizinische Erscheinungen wie zum Beispiel Wundinfektionen und Sepsis waren, begriff man erst nach und nach.

Der Attentäter im Fall Garfield war ein Einzeltäter. Heute würde man ihm vermutlich aufgrund seiner fragilen Psyche vor Gericht den Zustand der Schuldunfähigkeit oder der verminderten Schuldfähigkeit zusprechen und so die Unterbringung in einem psychiatrischen Krankenhaus veranlassen. Während des Präsidentschaftswahlkampfs hatte er Flugblätter gedruckt und versucht, sich politisch einzubringen, allerdings wurde er nicht beachtet. Als Garfield gewann, fühlte er sich maßgeblich für dessen knappen Sieg über den demokratischen Gegenbewerber verantwortlich. Er bewarb sich um verschiedene Konsulatsposten, kam jedoch nicht zum Zug. Er steigerte sich immer weiter in den Gedanken hinein, dass er für seine Taten belohnt werden sollte, und begann, republikanische Politiker regelrecht zu belagern. Da sich seine geistige Beeinträchtigung herumgesprochen hatte, wurde er komplett ignoriert und fasste in der Folge den Beschluss, den Präsidenten zu ermorden.

Guiteau kaufte sich einen Revolver. Der Händler bot ihm zwei verschiedene Varianten eines britischen Webley-Bulldog-Revolvers im Kaliber .442 an. Er entschied sich für ein Modell mit Elfenbeingriffschalen, da er fand, dieses würde sich nach der Tat besser in der Vitrine eines Museums machen. Zudem wollte er einen möglichst großkalibrigen Revolver. Er begann, Garfield durch Washington zu verfolgen, heute würde man sagen: zu stalken. Als die Zeitungen verkündeten, dass der Präsident auf seinem Weg in den Sommerurlaub an seiner Alma Mater eine Rede halten werde, sah Guiteau seine Chance gekommen. Er passte den Präsidenten im Warteraum der Baltimore-and-Potomac-Railroad-Station ab und schoss ihn unvermittelt zwei Mal von hinten an. Ein Schuss traf den rechten Arm, der andere drang von der rechten Seite in den Rücken ein.

Zu dieser Zeit hatten die Präsidenten außerhalb von Kriegszeiten noch keine Leibwächter, sodass ihn niemand an der Tat hinderte.

Unmittelbar nach dem Attentat wurde Guiteau verhaftet. Der Polizist, der ihn ergriff, war so von der Tatsache überwältigt, dass er den Mörder des Präsidenten gefasst hatte, dass er bis zum Erreichen des Polizeireviers vergaß, ihm den Revolver abzunehmen. Ein Umstand, der heutzutage nicht mehr denkbar wäre. Die herbeigeeilten Ärzte gaben Garfield, der mittlerweile zurück ins Weiße Haus transportiert worden war, eine geringe Überlebenschance. Jedoch überstand er die Nacht und war am Folgetag in Anbetracht der Umstände bei recht guter Konstitution.

Wie bei Lincoln gibt es auch hier einige wundballistische Besonderheiten. Garfield klagte über Schmerzen im Rücken und eine Schwäche in seinen Beinen. Dies war darauf zurückzuführen, dass die Kugel den ersten Lendenwirbel im Bereich des Wirbelkörpers durchschlagen hatte. Zwar war dabei das Rückenmark nicht beeinträchtigt worden, nichtsdestotrotz entstand aufgrund der Energieeinwirkung eine Prellung mit anschließender Schwellung des Areals.

Über den Krankheitsverlauf wurde damals breit in den Zeitungen berichtet, deshalb haben wir heute auch relativ viele Quellen zu diesem Fall. Darin fällt auf, dass im betreffenden Jahr der Sommer in Washington extrem heiß war, weshalb für den Präsidenten eigens eine mit Eisblöcken gekühlte Klimaanlage installiert wurde. Und dann begann die »Behandlung« durch verschiedene Ärzte. Immer wieder ging man mit nicht sterilen Instrumenten und auch mit bloßen Händen auf die Suche nach dem Wundkanal und der

Kugel, die sich immer noch im Bauchraum des Präsidenten befand. Ob dabei die Hände der Ärzte, wie in den Zeitungen behauptet, tatsächlich ungewaschen und teils schmutzig waren, spielt keine Rolle, denn zur damaligen Zeit war eine Sterilität nicht zu erreichen, ja sie wurde auch gar nicht angestrebt, weil sie noch unbekannt war. Immerhin wurde die Wunde täglich gereinigt und bestmöglich versorgt.

Beim Verlassen des Wirbelkörpers hatte das Projektil die linke Nierenarterie beschädigt. Dies führte jedoch nicht zu einem unmittelbar tödlichen innerlichen Verbluten, sondern es bildete sich ein Aneurysma, eine Blutaussackung in die Gewebsschichten der Gefäße, das eine weitere Blutung in das Körperinnere vorerst stoppte. Trotz mehrfachen Suchens, Sondierens und Tastens fand man den genauen Verlauf des Wundkanals nicht, und die Endlage des Projektils blieb unbekannt. Um Abhilfe zu schaffen, konstruierte Alexander Graham Bell, einer der großen Erfinder seiner Zeit, einen Metalldetektor, der bisher im Bergbau zur Auffindung von Metallen genutzt worden war. Dies führte aber nicht zum Erfolg, denn die Ärzte waren überzeugt davon, die Kugel müsse sich rechts befinden – so wurde die linke Körperseite Garfields mit dem Gerät nicht untersucht.

Der Zustand des Präsidenten verschlechterte sich stetig, während die Ärzte versuchten, zumindest die Wunde am Rücken zu versorgen. Durch diesen scheinbaren Zusammenhang wurde angenommen, dass eine Wundinfektion des Einschusses schließlich zum Tod geführt habe – daher auch die Ansicht, die Ärzte hätten mehr mit dem Tod zu tun als der Schuss selbst. Mit dem Wissen von heute stellt sich die Sache ganz anders dar: Die eigentliche Todesursache war mit hoher Wahrscheinlichkeit das Aufbrechen des Aneurysmas und damit ein inneres Verbluten.

Dies lässt sich anhand des Sektionsberichtes rekonstruieren. Bei der Sektion stellten die Ärzte einen Wundkanal fest, der von der Schusswunde hinter der rechten Niere vorbei ins Becken führte, beinahe bis in die rechte Leistenregion. Dieser vermeintliche Schusskanal war zweifelsohne durch die ärztlichen Eingriffe erzeugt worden. Der eigentliche Schusskanal war, bis auf das bestehende Pseudo-Aneurysma, gut verheilt. Das Projektil wurde eingekapselt hinter der Bauchspeicheldrüse unterhalb der linken Niere im Bereich der Nierenarterie gefunden. Die Ärzte machten den zerstörten Wirbelkörper für die Sepsis des Präsidenten verantwortlich und nicht den großen Abszess im Bauchraum. Er wurde zwar bei der Sektion entdeckt, aber man maß ihm keine Bedeutung bei, denn damals ging man nicht davon aus, dass in so weiter Entfernung vom Schusskanal tödliche Verletzungen hervorgerufen werden können.

Und doch: Auch wenn die Ärzte nicht hundertprozentig richtig gehandelt haben, sie hätten den Tod Garfields nicht verhindern können. Denn hätten sie das Aneurysma als potenziell lebensgefährlich entdeckt und es entfernen wollen, wäre er ebenfalls verblutet. Hätten sie auch die Gallenblase aufgrund des Abszesses entfernen müssen, was damals noch nicht Standard in der Medizin war, wäre er mit hoher Wahrscheinlichkeit an einer Infektion gestorben. Die erste erfolgreiche Entfernung einer Gallenblase wurde im Folgejahr von Carl Langenbuch in Berlin durchgeführt. Es stimmt also nicht, was lange Zeit kolportiert wurde, sondern ich komme zu dem Schluss: Die Ärzte hätten ihren Präsidenten nicht retten können. Die Risiken und Folgen des Eingriffs hätten ihn entweder schnell oder im Laufe einiger Tage oder Wochen umgebracht.

Guiteau wurde in einem von der Öffentlichkeit begleiteten Prozess zum Tode verurteilt. Wie von ihm erhofft, wurde der Revolver tatsächlich im Museum ausgestellt, heute ist er verschollen. Dagegen werden Teile seines Gehirns noch immer im National Museum of Health and Medicine im Washington, D.C., aufbewahrt.

Der Fall von Garfield zeigt, dass der Tod trotz schwerster Verletzungen durch Schusswaffen nicht unmittelbar in direkter Wirkung eintreten muss. Das vergleichsweise große Kaliber des Webley-Bulldog-Revolvers hätte zweifelsohne das Potenzial, eine unmittelbar tödliche Verletzung hervorzurufen. Dies war bei Garfield allerdings nicht der Fall. In der Rechtsmedizin und vor allem in der Wundballistik ist es also wichtig, auch scheinbar nebensächliche Aspekte in die Gesamtbetrachtung einfließen zu lassen und eine möglichst große Datengrundlage zu haben.

Das Rätsel des Schusskanals: William McKinley

Wie wichtig die heutigen medizinischen und ballistischen Kenntnisse sind, wenn es um die Versorgung von Schussverletzten geht, zeigt das Attentat auf den 25. Präsidenten der Vereinigten Staaten. Denn wenn hier in der Behandlung von Schusswunden geschulte Operateure auf dem neuesten Stand der Medizin am Werk gewesen wären, hätte William McKinley vermutlich gerettet werden können. Der Präsident war gerade erst wiedergewählt worden, als ihm 1901 bei der Weltausstellung in Buffalo, New York, von dem polnischstämmigen Anarchisten Leon Czolgosz mit einem Revolver Iver Johnson Kaliber .32 zweimal in den Oberkörper geschossen wurde. Eine Kugel prallte von einer Rippe ab, während die andere in den Unterleib eindrang.

Dass William McKinley sterben musste, lag tatsächlich an einer Fehleinschätzung seiner behandelnden Chirurgen, die unzureichend mit derartigen Verletzungen vertraut waren. Zwar versuchte man, so schnell wie möglich die Koryphäe Dr. Roswell Park aus dem heute nur etwa eine Autostunde entfernten Niagara herbeizuholen, aber dieser kam zu spät. Der Legende nach war Park gerade mitten in einer OP, als er gebeten wurde, nach Buffalo zu eilen. Es heißt, er habe daraufhin gesagt, selbst wenn es sich um den Präsidenten handele, wolle er zuerst noch die schwierige Operation beenden und seine Patientin nicht im Stich lassen. Als der Bote ihm daraufhin sagte, dass es sich tatsächlich um den Präsidenten handle, muss er vermutlich ziemlich überrascht gewesen sein.

So kam es, dass zum Zeitpunkt des Attentats an Präsident McKinley kein qualifizierter Arzt in Buffalo anwesend war, um die im Körper verbliebene Kugel zu bergen. Einer der Operateure war Dr. Herman Mynter, den McKinley am Tag zuvor auf dem Ausstellungsgelände getroffen hatte. Der zweite war Dr. Matthew D. Mann, ein bekannter Gynäkologe ohne weitreichende Erfahrung mit Schussverletzungen. Die Forschung zu diesem Fall nimmt zudem an, dass die beiden Operateure zwar die neuesten Erkenntnisse über aseptisches Arbeiten kannten, sie aber vermutlich noch nicht in ihre Arbeitsabläufe eingebunden hatten.

Nachdem im Einschuss ein Stoffstück, das das Projektil mitgerissen hatte, geborgen worden war, stellte Dr. Mann fest, dass der Magen durchschossen war. Das Projektil fand er nicht. Er schloss die Schussdefekte am Magen durch Nähte und nahm an, dass sich das Projektil in den Muskeln im Rücken befand, wo es seiner Meinung nach keinen Schaden mehr anrichten konnte. Auf die Anfertigung eines Röntgenbildes, mit einem auf der Ausstellung präsentierten und in der Klinik vorhandenen Röntgengerät, wurde verzichtet. Dr. Mann gab an, dass dieses Gerät den Präsidenten eher gestört und damit wenig zur Lösung des Problems beigetragen habe. Ein nach heutigen Maßstäben ebenfalls unverständliches Vorgehen, denn wenige Wochen später sollte Wilhelm Conrad Röntgen den Nobelpreis für Physik für die Erforschung der Röntgenstrahlung erhalten. Außerdem hätte das Projektil ziemlich sicher durch eine Röntgenuntersuchung lokalisiert werden können.

Dr. Mann war anderer Meinung, er verzichtete sogar auf eine Drainage, die Wundflüssigkeit hätte ableiten können, und nähte den OP-Bereich einfach zu. Nach einer kurzen Zeit der Besserung ging es McKinley zusehends schlechter, und man beobachtete Anzeichen, die Hunderte und Tausende von Verletzten vor – und leider auch noch nach – ihm nach Schussverletzungen in den Bauchraum zeigten. Ein Gangrän breitete sich entlang des Schusskanals aus. Hierbei handelt es sich um absterbendes Gewebe, das nicht mehr ausreichend durchblutet wird. Da es noch keine Möglichkeit gab, antibiotisch in Entzündungsherde einzugreifen, war man gezwungen, den Dingen ihren Lauf zu lassen. Konkret bedeutete dies, dass es irgendwann zu einer Sepsis kam, an der der Patient unweigerlich zugrunde ging – McKinley starb in den frühen Morgenstunden des 14. September 1901.

Erst bei der Obduktion kam heraus, dass die Annahme, das Projektil stecke in der Rückenmuskulatur, so nicht stimmen konnte, auch wenn Dr. Mann weiter darauf bestand. Der Schusskanal war viel länger: Das Geschoss hatte nicht nur den Magen, sondern auch noch den Dickdarm durchdrungen und das Bauchfell perforiert. Zudem hatten die linke Nebenniere und die Bauchspeicheldrüse Schaden genommen, bevor das Projektil auch die linke Niere beschädigt hatte. Magen und Bauchspeicheldrüse waren final von der Nekrose betroffen und für die Sepsis verantwortlich. Die Kugel wurde nie gefunden, da Ehefrau McKinleys die Autopsie nach vier Stunden abbrach und die 14 anwesenden Ärzte nach Hause schickte.

Die tragische Ironie an dieser Geschichte ist, dass der Arzt, der bei dieser Operation zu spät kommen sollte, genau zwei Wochen später eine Frau mit fast exakt der gleichen Schussverletzung retten konnte. Wie konnte so etwas sein? Durch die breite Berichterstattung rund um das Attentat am Präsidenten und sehr redselige Ärzte waren überall Berichte über dessen Verletzung zu lesen. Aus suizidaler Absicht schoss sich die Frau genau an der beschriebenen Stelle selbst in den Bauch, den Einschussort hatte sie sogar anhand der Berichterstattung sorgfältig auf ihrer Haut markiert. Sie überlebte, denn Dr. Park hatte bereits verstanden, dass steriles Arbeiten im Inneren des Bauchraums noch wichtiger ist als bei kleineren oberflächlichen Eingriffen.

Nicht umsonst gilt Dr. Roswell Park heute noch als Begründer des aseptischen Operierens in den USA. Nachdem Präsident Garfield erschossen worden war und sich herumgesprochen hatte, dass eine Wundinfektion und ein Abszess als tödlicher Nebenbefund bei der Sektion seiner Leiche festgestellt worden waren, verfasste Park einen Bericht über die Versorgung von Schusswunden und hielt Vorträge darüber. Für ihn war nicht nur wichtig, dass das Projektil entfernt wurde, sondern mit ihm auch sämtliches zerstörtes Körpergewebe im gesamten Schusskanal. Außerdem musste seiner Meinung nach ein Abfluss von entstehenden Wund- und Lymphflüssigkeiten gewährleistet sein. Diese Art der Wundbehandlung wird bis heute praktiziert.

Der Schütze im Fall McKinley wurde am 29. Oktober 1901 auf dem elektrischen Stuhl hingerichtet. In seinen letzten Worten bekräftigte er seine Tat. Seine Leiche wurde im Sarg mit Schwefelsäure überschüttet. Nichts sollte von ihm zurückbleiben. Dieses dritte tödliche Attentat auf einen US-Präsidenten veranlasste den amerikanischen Kongress dazu, den Secret Service mit dem Schutz des US-Präsidenten und weiterer hoher Führungspersönlichkeiten zu betrauen.

9 WUNDVERSORGUNG

Wundballistisches Wissen und adäquate Wundversorgung bei Schussverletzungen gehen Hand in Hand. Nur wenn Ärzte wissen, wie sich Geschosse bewegen und auswirken, können sie das Richtige tun und Leben retten.

Lange Zeit war die Wundversorgung nach Schussverletzungen schwierig bis unmöglich, und die Behandlungen führten mit gewisser Zeitverzögerung mit hoher Wahrscheinlichkeit zum Tod. Da diese Art von Verletzungen meist oder vermehrt nur in Kriegen zu sehen war, entwickelten sich auch dort häufig Innovationen der Krankenversorgung und Wundbehandlung. Die Wehrmedizin – insbesondere die Kriegschirurgie – passte sich immer den zu behandelnden Verletzungen an.

Bereits in der Antike wurden Blutungen und Knochenbrüche von ausgebildeten »Spezialisten« versorgt. Das Anlegen von Schienen und Verbänden nach Einrenkungen und Knochenbrüchen und das Ablassen von Eiter aus Geschwüren gehörten in dieser Zeit bereits zum Standardrepertoire.

Noch weiter zurückdatiert werden Öffnungen des Schädels, sogenannte Trepanationen, wie sie auch heute noch zur Druckentlastung des Gehirns bei Schwellungen und Blutungen nach Schussverletzungen dienen. Weltweite Funde von steinzeitlichen Menschenschädeln zeigen an den Knochenrändern Heilungserscheinungen und belegen damit eine gewisse Überlebenszeit nach offenbar auch schwersten Verletzungen. In den Öffnungen wurden mittels elektronenmikroskopischer Untersuchungen kleinste Fragmente von Perlmutt gefunden; man geht davon aus, dass scharfkantige Muschelschalen als Werkzeuge für die Eingriffe verwendet wurden. Auch Sägespuren finden sich. Aus der Antike heraus hielt sich die Trepanation jedoch nicht als Behandlungsmethode und verschwand im Mittelalter mit der Christianisierung.

Im Mittelalter war der Wundarzt, auch als Feldscher oder Feldscherer für die im Krieg verwundeten Soldaten zuständig, allerdings im Vergleich zum als »Medicus« bezeichneten Arzt ohne »akademische« Ausbildung. Diese rein praktische Tätigkeit als Wundarzt wurde meistens von einem erfahreneren Kollegen am lebenden Beispiel an Jüngere vermittelt. In Friedenszeiten waren die Feldscherer als Bartscherer, Bader und Hufschmiede tätig und nebenbei auch für die Zahngesundheit und das Zähneziehen zuständig. Dies hing damit zusammen, dass schneidende und zupackende Werkzeuge bei diesen Berufsgruppen ohnehin vorhanden waren. Die bekannteste und riskanteste Methode der Feldscher war im zivilen Bereich der sogenannte Aderlass.

In der Renaissance wurde allmählich das Wissen der Antike wiederentdeckt und mit praktischen, u. a. bei Sektionen erworbenen Kenntnissen kombiniert. Man wusste über die Zusammenhänge der Organe Bescheid und konnte Verletzungen nach Schweregraden klassifizieren. Amputationen und das Ausbrennen von Wunden waren eher die Standardbehandlung als die Ausnahme, denn anders konnte man zu dieser Zeit Blutverlust und Wundinfektionen nicht beikommen.

Dies hielt sich in einigen Ländern bis in die Mitte des 18. Jahrhunderts. Seitdem wurden die Regimentsfeldscher umfassend an Universitäten und speziellen Lehranstalten ausgebildet. Spätestens hier verlor die Feldchirurgie ihren handwerklichen Ursprung und ging in eine akademische

Richtung über. Einer der bedeutendsten Feldchirurgen der Neuzeit war Dominique Jean Larrey, der in der »Großen Armee« Napoleons bis zu dessen persönlichem Leibarzt aufstieg und im beginnenden 19. Jahrhundert die Versorgung von Schussverletzungen revolutionierte. Da ein keimfreies Operieren nicht möglich war und immer noch ein großer Teil der Soldaten an einer Sepsis starb, versuchte er dies durch Weiterentwicklungen bisher bekannter Techniken zu vermeiden. Unter anderem verbesserte er nicht nur die Qualität bei notwendigen Operationen, sondern auch die Geschwindigkeit bei den Eingriffen. Zudem erkannte er die lokalanästhetische Wirkung von Kälte, als er an mehreren bitterkalten Februartagen bei -19 °C Gliedmaßen amputierte und die Soldaten dies ohne Schmerzensschreie ertrugen. Auch beschrieb er als erster Mediziner die Symptome des Verblutungsschocks. Bis zu diesem Zeitpunkt hatte man angenommen, dass die Verletzungen selbst tödlich wirkten und nicht der hohe Blutverlust, den Schussverletzungen meist nach sich ziehen.

Larrey erkannte sehr früh, wie verheerend Schussverletzungen sein konnten, selbst wenn sie schnell amputiert wurden. Darum entwickelte er eine neue Methode, um durch Geschosse zertrümmerte oder abgerissene Extremitäten zu versorgen. Als er nach der Schlacht von Waterloo, in der die Preußen Frankreich vernichtend geschlagen hatten, in preußische Kriegsgefangenschaft geriet, wurde er von Generalfeldmarschall Leberecht von Blücher begnadigt, da Larrey einen seiner Söhne in der vorausgegangenen Schlacht von Dresden medizinisch versorgt hatte.

Larrey war vor allem für sein Operationsgeschick bei Amputationen bekannt. Angeblich soll er in der Schlacht von Preußisch Eylau 234 erfrorene und angeschossene Extremitäten von verwundeten Soldaten amputiert haben – eine schier unfassbare Zahl. Er ging dabei extrem planvoll und gezielt vor. Die mit am schwersten Verletzten wurden zuerst behandelt, während er leichtere Fälle an Gehilfen verwies. Er schuf durch seine Amputationen saubere und an das gesunde Gewebe grenzende Wunden, verhinderte Wundtaschenbildung und damit Herde für Infektionen und entfernte Fremdkörper oder Knochenfragmente. Kurzum: Er schaffte durch einen radikalen Eingriff die beste Möglichkeit einer Heilung unter den im Gefecht herrschenden Umständen.

Erst Henri Dunant und die Genfer Konvention, die Grundregeln zu Waffen, Munition und ethischem Verhalten in den Krieg einführte, verbesserten Mitte des 19. Jahrhunderts das Schicksal verwundeter Soldaten.

Henry Dunant (1828–1910) war ein Schweizer Geschäftsmann aus Genf. Durchaus erfolgreich in seinem Beruf, versuchte er sich auch eine günstige Position im von Frankreich besetzten Algerien in Nordafrika zu sichern. Als dieses Unterfangen ausgebremst wurde, kam ihm die Idee, sich direkt an Napoleon III. zu wenden, der sich gerade mit seinem Heer in der Lombardei bei Solferino aufhielt. Dunant machte sich auf den Weg dorthin. Diese Reise sollte sein Leben verändern. Am Abend des 24. Juni 1859 kam er an einem Schlachtfeld vorbei, auf dem sich tote, verwundete und sterbende Soldaten türmten. Die Schreie und das Stöhnen waren weit zu hören. Die Soldaten waren anscheinend zurückgelassen worden. Diese Eindrücke schockierten den Geschäftsmann derart, dass er seine Reise abbrach und sich mehrere Tage mit Bürgern der umliegenden Ortschaften um die verletzten Soldaten kümmerte. Die Fliegenden Lazarette Dominique Larreys hatten nicht überdauert. Die völlig unzureichende medizinische Ausstattung der aufeinandertreffenden Armeen, Nahrungsmangel und die fehlende Versorgung erhöhten die Zahl der bei der Schlacht gefallenen Soldaten nochmals um ein Vielfaches. Die Bemühungen Dunants und der Helfer, zum großen Teil Frauen des Ortes Castiglione delle Stiviere, sollten nur in kleinen Teilen von Erfolg gekrönt sein, aber sie waren die Grundlagen für eine weiterreichende Entwicklung.

Über diese Erlebnisse schrieb Dunant das Buch »Eine Erinnerung an Solferino«, das er 1862 auf eigene Kosten veröffentlichte und das er unter anderem an europäische Herrscher, führende Militärs und Mediziner schickte. Er regte an, dass auf nationaler Ebene freiwillige Hilfsorganisationen gegründet werden sollten, die sich um die verwundeten Soldaten im Krieg kümmern und diese versorgen sollten. Diese Organisationen sollten als völlig neutral gelten und von Kampfhandlungen ausgenommen sein.

Dies war die Gründungsidee des »Internationalen Komitees der Hilfsgesellschaften für die Verwundetenpflege«. Seit 1876 trägt es den Namen Internationales Komitee vom Roten Kreuz (IKRK). Als Erkennungszeichen wurde die Schweizer Flagge in gegensätzlicher Färbung gewählt. Ein rotes Kreuz auf weißem Grund. 1864 wurde ein Kongress in Genf organisiert, besser bekannt als die erste Genfer Konvention. Ziel bis heute: Soldaten, die im Feld verwundet werden, zu schützen.

Die Weiterentwicklung der Waffentechnik brachte allerdings kurze Zeit später Geschosse auf die Schlachtfelder, die sich grundsätzlich gegen das Bestreben des ersten Genfer Abkommens richteten. Um auf gepanzerte Ziele einwirken zu können, wurden Explosions- und Brandgeschosse entwickelt, welche, zwar nicht zwingend beabsichtigt, massive Schäden am menschlichen Körper verursachten. Aus Russland kommend, gab es eine Initiative zur Abschaffung dieser Munitionssorten. In St. Petersburg wurde deshalb 1868 auf einer Konferenz die sogenannte Deklaration von St. Petersburg unterschrieben, die einen weiteren Schritt in Richtung humaner Kriegsführung beschritt und beispielsweise verhindern sollte, dass mit Waffen gekämpft wird, die unnötiges Leid verursachen und Verletzungen schaffen, die den Tod unausweichlich machen. Geschosse, die leichter als 400 Gramm waren und Explosivstoffe oder Brandsätze enthielten, wurden verboten.

Die dadurch getroffene Einschränkung wurde 1874 in Brüssel nochmals gefestigt. Auch hier gab es eine Konferenz, die nochmals festschrieb, dass der Gebrauch »von Waffen, Geschossen und Stoffen, die geeignet sind, unnötiges Leid auszulösen«, verboten ist. Hier wurde wiederum auf die Explosiv- und Brandmunitionen, aber auch auf Gift und vergiftete Projektile Bezug genommen. Wenn man bedenkt, dass wenige Jahrzehnte später, im Ersten Weltkrieg, Giftgas von allen Kriegsparteien eingesetzt werden sollte, wirkt die Konferenz von Brüssel jedoch nur wie ein Versuch, Ordnung in den Krieg zu bringen. Das liegt daran, dass es nie zu einer Ratifizierung der Regeln kam und damit der offizielle Status eines verbindlichen völkerrechtlichen Abkommens fehlte.

Dies wurde zunehmend zum Problem, denn mittlerweile hatten die Briten das sogenannte Dum-Dum-Geschoss in Produktion genommen, benannt nach der indischen Stadt Dum Dum, in der sich die Munitionsfabrik befand. Da der Bleikern bei diesen Geschossen frei lag und nur teilweise ummantelt war, wiesen diese Geschosse eine extrem starke Zerstörungswirkung auf alle Gewebearten auf. Treffer auf Extremitäten führten zwangsläufig zur Amputation oder zum Tod durch Blutverlust. Da es sich hierbei weder um Explosions- noch um Brandgeschosse handelte, diese Projektile der Briten aber dennoch enormen Schaden anrichteten, sollte bei den Konventionen nun explizit auf die Wirkung der

Geschosse Einfluss genommen werden. Dies geschah bei der ersten Friedenskonferenz in Den Haag im Jahr 1899, besser bekannt als Haager Konvention. Hier wurden nun auch Geschosse verboten, die sich im menschlichen Körper leicht ausdehnen oder platt drücken, sowie die heute als Teilmantelgeschosse bekannten Projektile. Zudem wurde es verboten, Projektile mit eingeschnittener Spitze zu verwenden, was zu einer Fragmentierung oder Aufpilzung führen kann.

Acht Jahre später wurde auf der zweiten Haager Friedenskonferenz die Haager Landkriegsordnung beschlossen. Auch in ihr heißt es, ähnlich wie in der Deklaration von Brüssel aus dem Jahr 1874, dass keine Kriegspartei das Recht auf uneingeschränkte Wahl der Mittel hat und dass Waffen, die unnötiges Leid verursachen, verboten sind. Es ist auf Verhältnismäßigkeit zu achten. Dieser leicht schwammige Passus machte es möglich, dass unter Umständen eben doch auch Waffen eingesetzt wurden, die zusätzliches Leid schufen. Das beste Beispiel dafür zeigte sich sechs Jahre später im Ersten Weltkrieg an der deutsch-französischen Front. Chlorgas, potenziell tödlich und dazu geeignet, massives Leid auszulösen, wurde das erste Mal eingesetzt. Nach dem Zweiten Weltkrieg wurden immer neue Reglements geschaffen, wie ein bewaffneter Konflikt zu führen sei. Neben den Soldaten wurden nun auch Zivilisten in die Regeln des Krieges und der Versorgung im Kriegsfall mit einbezogen.

Triage

Eine weitere bis heute genutzte Methode, die der napoleonische Arzt Dominique Jean Larrey eingeführt hat, ist das durch die COVID-19-Pandemie wieder ins Bewusstsein der Bevölkerung geratene Triage-System. Hierbei geht es um die Einteilung der Verletzungen nach Dringlichkeit. Das Wort ist aus dem Französischen übernommen und bedeutet übersetzt »Auswahl«, »Sortieren« oder »Sichten«. Primär geht es darum, vorhandene medizinische Kapazitäten möglichst so zu nutzen, dass eine größtmögliche Gruppe die benötigte Behandlung bekommt und die Verletzten oder Erkrankten, die eher einer Behandlung bedürfen, in der Reihe vorgezogen werden. Die zivile Variante unterscheidet sich dabei leicht von der militärischen, aber da wir ja zum Glück im Frieden stehen, beschränke ich mich hier darauf.

In der ersten Sichtung werden Kategorien verteilt. Bei der Kategorie I, auch Rot, handelt es sich um akute vitale Bedrohungen, die einer sofortigen Behandlung bedürfen. Dies sind Verletzungen, die die Luftwege und die Atmung beeinträchtigen, schwer kontrollierbare Blutungen mit unklarer Herkunft, Schockzustände nach Verletzung des Halses, des Brustraums oder des Beckens, penetrierende Kopfverletzungen, die sofortige neurochirurgische Druckentlastung benötigen, sowie Verletzungen, die zum Verlust von Augen oder Extremitäten führen können, beziehungsweise schon bestehende traumatische Amputationen. Dies betrifft also sowohl Verletzungen durch Schusswaffeneinwirkung als auch durch jede andere waffentechnische Einwirkung etwa durch Antipersonenminen, Sprengsätze oder Schrapnelle – entsprechend selten, wie gesagt, hier geht es ja nicht um die militärische Triage. Die II. Kategorie, als gelb markiert, betrifft schwere Verletzungen, die aber ohne dauerhafte Schädigung und unter kontrollierter Beobachtung und laufender Schmerztherapie zurückgestellt werden können. Dies betrifft Knochenbrüche, überlebbare Schusswunden in den Extremitäten oder im Gesäß ohne Beeinträchtigung der knöchernen Strukturen. In Kategorie III, auch mit Grün gekennzeichnet, sind leichte Verletzungen wie Streifschüsse an den Extremitäten oder stumpfe Projektileinwirkung gegen Schutzausrüstung, beispielsweise Helm oder Schutzweste, und damit einhergehende Prellungen. Die Kategorie mit der schlechtesten Prognose ist die IV, die mit Blau markiert wird. Sie bescheinigt, dass der Verletzte keine Überlebenschance hat. In solchen Fällen würden Bemühungen, diese Person zu retten, die Ressourcen zuungunsten noch rettbarer Personen binden.

Für medizinisches Personal, egal ob im zivilen oder militärischen Einsatz, sind derartige Szenarien absolute Ausnahmezustände. Es gilt, nicht mehr das Wohl des Einzelnen in den Mittelpunkt zu stellen, sondern möglichst viele Personen mit möglichst wenig dauerhaftem Schaden überleben zu lassen. Und darum wird es mir im Folgenden gehen: Wie überlebt man Schusswunden, auch schwerste Schussverletzungen?

10 SCHUSSWUNDEN ÜBERLEBEN

Wie man Schussverletzungen überlebt, kann man ebenfalls sehr gut an amerikanischen Präsidenten studieren. Aus der Lektüre bis hierher dürfte klar geworden sein: Ärzte, die über das richtige Handwerkszeug verfügen und damit das Richtige tun, sind auf jeden Fall überlebenswichtig, wenn es darauf ankommt.

Theodore Roosevelts Brillenetui

Man kann allerdings auch einfach Glück haben, so wie der 26. Präsident der Vereinigten Staaten, auf den am 14. Oktober 1912 bei einer Veranstaltung ein Attentat verübt wurde. Die verwendete Tatwaffe, ein Revolver Colt Police Positive Special im Kaliber .38, wäre potenziell dazu in der Lage gewesen, Roosevelt auf der Stelle zu töten. Der Schütze, John Flammang Schrank hatte auch gut gezielt, die Kugel traf im Bereich des Brustkorbs und hätte, wenn Roosevelt nicht einfach Glück gehabt hätte, wahrscheinlich schwerste bis tödliche Verletzungen hervorgerufen.

Der Ex-Präsident war an diesem Tag wie immer perfekt gekleidet, mit Jackett, Weste und Hemd. Aber was ihn wirklich vor dem Tode bewahrte, waren nicht nur mehrere Lagen Stoff, sondern ein etwa 50 Seiten dickes Manuskript einer Rede sowie sein metallenes Brillenetui. Durch all diese Widerstände hatte die Energie des Projektils enorm abgenommen, bis es in gefährliche Bereiche vordringen konnte. Dann traf die Kugel auf den Brustmuskel direkt über einer Rippe und hatte nur noch genug Restenergie, um in den

Muskel einzudringen. Dort sollte sie für den Rest von Roosevelts Leben bleiben.

Während der Schütze sofort niedergerungen wurde, kam Roosevelt nur kurz ins Straucheln, erlangte aber sofort sein Gleichgewicht wieder, richtete sich auf, nahm den Hut ab und winkte der Menge weiter zu, die fassungsloser schien als er selbst über das, was da eben geschehen war. Da Roosevelt selbst ein erfahrener Schütze und Jäger war, konnte er rasch schlussfolgern, dass die Kugel ihm nicht weiter gefährlich werden würde, ansonsten hätte er Blut gehustet, oder seine Atmung wäre beeinträchtigt gewesen. Entgegen den Ratschlägen seiner Begleiter ging er nicht in ein Krankenhaus, sondern hielt, während er eine blutende Schusswunde hatte, seine vorbereitete Rede – sie dauerte 84 Minuten. Erst danach wurde anhand einer Röntgenaufnahme festgestellt, dass das Projektil lediglich in seinem Brustmuskel über einer Rippe steckte. Der Eingriff, diese zu entfernen, wäre gefährlicher gewesen, als sie dort zu belassen. Alles, was die Ärzte tun konnten, war, das Areal rund um das Einschussloch zu reinigen, um eine Infektion zu vermeiden.

Roosevelt erfreute sich noch weitere sieben Jahre bester Gesundheit. Die durchschossene Kopie der Rede und das Brillenetui sind heute in seinem Geburtshaus in New York ausgestellt.

Knapp an Ronald Reagans Herz vorbei

Das bisher letzte Attentat mit einer Schusswaffe, das einen US-Präsidenten verwundete, ereignete sich am 30. März 1981. Heute kann man sich anhand von umfangreichem Film- und Bildmaterial eine Vorstellung vom Ablauf machen – Tatort war der Bereich vor dem Hilton Hotel in Washington, D.C., wo zahlreiche Journalisten auf den 40. Präsidenten warteten. Gegen 14.25 Uhr ging Reagan zu Fuß an den wartenden Journalisten vorbei, die ihm Mikrofone entgegenreckten und ihm Fragen zuriefen in der Hoffnung, sie könnten noch ein paar schöne Aufnahmen für die Abendnachrichten generieren. Als er sich umdrehte und seinen linken Arm zum Gruß hob, wurden er sowie drei neben ihm stehende Personen angeschossen.

Interessanterweise wurde Reagan nicht direkt von einem Projektil getroffen, sondern das Geschoss prallte zunächst an der gepanzerten Limousine ab – ein Ricochet also. Alle vier Opfer sollten den Attentatsversuch tatsächlich überleben: Der Pressesekretär James Brady erlitt einen Treffer am Kopf, knapp über dem linken Auge. Der Schusskanal setzte sich in das rechte Frontalhirn fort, wo sich das Projektil aufgrund seiner Bauart zerlegte und regelrecht explodierte. Die Medienvertreter vor Ort gingen davon aus, dass Brady tödlich getroffen wäre. Aufgrund einer sofort verhängten Nachrichtensperre wurde diese Theorie auch nicht dementiert. Die Nachricht verbreitete sich bis in den OP-Saal, in den Brady so schnell wie möglich zur Behandlung eingeliefert worden war. Ein eingewechselter Assistent erzählte den im OP Anwesenden von dieser in der Presse verbreiteten »Tatsache«, dass Brady bereits verstorben sei, woraufhin der operierende Neurochirurg Dr. Arthur Kobrine nur trocken antwortete: »Niemand hat mich oder den Patienten darüber informiert.«

Brady überlebte, zeigte aber wie von Kobrine befürchtet später Anzeichen eines Frontalhirnsyndroms. Er konnte während des Sprechens seine Emotionen schwer kontrollieren und weinte oft unwillkürlich. Aufgrund einer teilweisen Lähmung sollte er dauerhaft auf einen Rollstuhl angewiesen sein. Später setzte er sich für eine stärkere Waffenkontrolle in den Vereinigten Staaten ein, und im Jahr 1996 wurde ihm die Freiheitsmedaille des Präsidenten für sein Engagement gegen Waffengewalt verliehen.

Der Secret-Service-Mitarbeiter Timothy McCarthy hätte eigentlich an diesem Tag keinen Dienst gehabt. Kurzfristig wurde aber Verstärkung für eine geplante Veranstaltung gesucht, und so warf er mit einem Kollegen eine Münze, wer Dienst schieben sollte. Bei dem Attentat wurde er schräg von hinten in die linke Seite des Brustkorbs getroffen, als er sich schützend vor den Präsidenten warf. Sein rechter Lungenflügel, das Zwerchfell und der rechte Leberlappen wurden perforiert. Er wurde ebenfalls im George Washington University Hospital operiert und war der Erste, der die Klinik wieder verlassen konnte.

Thomas Delahanty war ein Polizeihundeführer im District of Columbia. Auch er war eher durch Zufall an den Ort des Geschehens geraten. Er hatte sich für den Einsatz freiwillig gemeldet. Als er den ersten Schuss hörte, drehte er sich in Richtung des Präsidenten und wurde von einer Kugel in den Nacken getroffen. Das Projektil prallte von einem Wirbelkörper ab und verursachte einen permanenten Nervenschaden im linken Arm.

Die bei diesem Attentat verwendete Munition im Kaliber .22 lr der Marke »Devastator« (zu Deutsch: Verwüster) war besonders perfide. Dabei handelt es sich um ein kleinkalibriges Explosionsgeschoss, in dessen Spitze sich ein Aluminiumzylinder befindet, der mit Bleiazid gefüllt ist. Dieses Bleisalz neigt bei Schlag- und Stoßeinwirkung zur Explosion. Der Effekt trat allerdings nur bei Brady ein, da sich das Projektil bei ihm am Schädelknochen ausreichend verformen konnte. Dies erklärt auch den überproportional großen Schaden, den er durch den Treffer in die Region des Frontalhirns erlitten hat. So mussten Blei- und Aluminiumfragmente des Projektils sowie sämtliche beschädigten Reste des Gehirns bei der Operation entfernt werden. Um nicht selbst noch verwundet zu werden, mussten die Chirurgen bei den anderen Opfern des Attentats mit schusssicheren Westen operieren, da nicht klar war, ob die eingedrungenen Projektile noch explodieren konnten. Die verwendete Waffe war ein Revolver Röhm RG-14 mit einem Fassungsvermögen der Trommel von sechs Schuss. Diese verschoss der Angreifer, John Hinckley, innerhalb von 1,7 Sekunden.

Reagan merkte zuerst nicht, dass er angeschossen worden war. Er wurde von einem Secret-Service-Mitarbeiter in die gepanzerte Limousine gestoßen und mit dem Körper abgeschirmt. Erst hier erkannte der Präsident, dass etwas nicht stimmte, als plötzlich starke Schmerzen einsetzten – wobei er zunächst annahm, der Bodyguard habe ihm im Gemenge eine Rippe gebrochen. Als er kurz darauf stark husten musste und blasig schaumiges Blut zum Vorschein kam, war klar, dass es sich um eine schlimmere Verletzung handelte. Vor allen anderen traf der Präsident im Universitätsklinikum ein. Reagan, ganz Schauspieler, stieg in der Einfahrt zur Notaufnahme noch allein und ungestützt aus der Limousine aus, obwohl er, wie er später angab, die schlimmsten Schmerzen seines Lebens verspürte. Er scherzte sogar noch, als die Eintrittswunde gefunden wurde und er schon auf dem OP-Tisch lag.

Wie bei einem Ricochet zu erwarten, erlitt er kein kreisrundes, sondern ein 1,5 cm langes Einschussloch hinten linksseitig unterhalb der Achselhöhle zwischen der 4. und 5. Rippe. Ein Röntgenbild zeigte einen Hämatopneumothorax des linken Lungenflügels. Ein Ausschuss wurde allerdings nicht gefunden, und das bereitete den behandelnden Ärzten Sorge. Auch wusste man nicht, welches Kaliber verwendet worden war. Dies erfuhren die Ärzte erst, als bei Timothy

McCarthy ein intaktes Projektil als Steckschuss geborgen wurde. Es war vollständig, aber platt gedrückt als Ricochet kurz vor Reagans Herz zum Liegen gekommen. Der Präsident überlebte dank fähiger Ärzte und dank moderner Antibiotika.

Infolge des Attentats wurden die Sicherheitsvorkehrungen für US-Präsidenten noch weiter erhöht. Der Attentäter John Hinckley wurde anschließend aufgrund einer schweren psychischen Störung als schuldunfähig eingestuft. Er wollte im Liebeswahn die Schauspielerin Jodie Foster durch die Tat auf sich aufmerksam machen.

11 NICHTIGKEITEN

Da Amerika ein Land der Waffenfreunde ist und viel mehr Privatleute Waffen besitzen, haben dort auch die Ballistiker mehr zu tun als in Deutschland – leider.

An einem kalten Wintertag saß ich im Büro vor meinem Bildschirm und stieß zufällig auf einen Fall, der mich verblüffte: Zwei Nachbarn waren über der Frage, wer wo Schnee räumen muss, so aneinandergeraten, dass der Streit in einem Blutbad endete.

In dem kleinen Ort nahe der Stadt Scranton in Pennsylvania fiel regelmäßig Schnee in großen Mengen. Das Ehepaar Goy schob die weiße Pracht anscheinend immer wieder auf das Grundstück seines Nachbarn James Spaide. So war es auch an diesem Tag, an dem Spaide seine Einfahrt allerdings gerade erst frei geräumt hatte. Ein Streit entzündete sich und wurde lautstark ausgetragen. Während sich die Beteiligten anschrien, rannte Spaide ins Haus und kehrte mit einer Pistole zurück. Unvermittelt eröffnete er das Feuer und traf beide Nachbarn, wobei die Frau, Lisa Goy, tödlich verletzt wurde. Doch damit nicht genug: Spaide ging erneut ins Haus, kam mit einem Sturmgewehr AR-15 zurück auf die Straße und schoss mehrfach auf die am Boden liegende Nachbarin. Dann stellte er James Goy nach, der sich schwer verletzt in sein Haus gerettet hatte. Spaide erschoss auch ihn, bevor er selbst in sein Haus zurückkehrte.

Weitere erschrockene Nachbarn alarmierten umgehend die Polizei. Als diese mit großem Aufgebot eintraf, war aus dem Haus von Spaide ein Schuss zu hören – er hatte sich mit dem Sturmgewehr selbst getötet. Die Ermittlungen sollten nicht lange andauern, denn der komplette Tathergang war von Überwachungskameras aufgezeichnet worden. Außerdem war der Täter nicht mehr am Leben, im Amerikanischen spricht man daher von »Murder-Suicide«.

Ich blickte kurz von meiner Lektüre auf und aus dem Fenster und sah, wie sich auch in Leipzig Schneegestöber ankündigte. War so eine Schießerei nur in Amerika möglich, wo alle möglichen Leute Waffen besaßen? Ein fast schon unglaublicher Zufall sollte mir diese Frage zwei Tage später beantworten. Wir bekamen einen Fall herein, der äußerst ungewöhnlich war und auf merkwürdige Weise dem in dem Onlineartikel glich.

Die Schussbilder, mit denen ich hier konfrontiert wurde, waren ziemlich selten. Suizide mit Flinten kommen regelmäßig vor, jedoch sind Schüsse aus weiteren Distanzen und die damit einhergehenden Verletzungskomplexe auch in der Rechtsmedizin vergleichsweise selten. Da auch hier der Täter nicht mehr am Leben war, wurden die Ermittlungen eingestellt. Eine Plausibilitätsprüfung der Befunde führte ich aber trotzdem durch. Es war anhand der Auffindesituation einzelner Patronenhülsen, des Blutverteilungsmusters und der Verletzungen relativ einfach, den Ablauf zu rekonstruieren.

Aber erst mal von vorne. Was war passiert? Als Thorsten W. von der Arbeit nach Hause kam und sein Toyota nur schwerlich die schneebedeckte Straße bewältigte, die der Winterdienst noch nicht geräumt hatte, freute er sich schon darauf, am Kaffeetisch zu sitzen und ein Stück Kuchen zu essen. Allerdings musste er feststellen, dass der Neuschnee auch seine Einfahrt unpassierbar gemacht hatte. Also begann Thorsten W. erst einmal, Schnee zu schippen.

Plötzlich durchbrach ein lauter Knall das Kratzen der Schneeschaufel auf dem Asphalt. Thorsten W. ließ sie fallen und lief in Richtung des Nachbarhauses, von wo der Knall offenbar gekommen war. Er kannte das Haus und die Bewohner, also rief er nach Sigmar L. – keine Antwort. Er trat durch das offene Gartentor. Dort lag eine Schneeschaufel, und es waren quer durch den Garten kleine Schneisen im Schnee sichtbar. Als sich Thorsten W. auf den Weg zur Tür machte, fand er die Patronenhülse einer Schrotflinte und wenige Sekunden später eine leblose Person, die er zunächst nicht identifizieren konnte. Sofort kehrte er um und alarmierte die Polizei.

Eine weitere Nachbarin kam auf die Straße gelaufen, auch sie berichtete, dass sie gehört habe, wie es nebenan geknallt habe. Gemeinsam liefen die beiden ein Haus weiter, wo die Nachbarin die Schüsse lokalisiert hatte. Auch hier sah es so aus, als sei gerade eben Schnee geräumt worden. Dann erst fielen den beiden das Blut und mehrere Patronenhülsen auf.

Mittlerweile waren auch die alarmierte Polizei und ein Rettungswagen eingetroffen. Die Beamten forderten sofort weitere Verstärkung an. Allen Beteiligten dämmerte es, dass der Anblick nicht schön werden würde. Die Polizisten öffneten schließlich das verschlossene Garagentor, zu dem die Blutspuren hinführten, wo sie ein schrecklicher Anblick erwartete: der Leichnam eines weiteren Mannes, der halb in einem abgestellten Pkw lag.

Immer mehr Menschen versammelten sich nun am Gartenzaun und berichteten von Schüssen. Einige meinten, sie hätten sich nichts dabei gedacht, Silvester sei noch nicht lange her, vielleicht hätten manche noch ein bisschen herumgeböllert.

Nach und nach machten sich die ermittelnden Beamten ein Bild vom Geschehen: Während der Mann im Schnee noch eine Bockflinte vor sich liegen hatte und nur eine Schussverletzung im Kopfbereich zu finden war, so war der

Leichnam in der Garage von mehreren Schüssen getroffen worden. Das Geschehen war hochdynamisch und musste sich über den Bereich des Gartens, in dem der Tote mit der Waffe lag, über die angrenzende Einfahrt bis zur Garage hin zum zweiten Toten gezogen haben. Oder war es umgekehrt?

Die erste gefundene Leiche war klar einzuordnen: Der Mann hatte sich von unten durch den Mund in den Kopf geschossen. Die Waffe fand sich noch unter dem Leichnam, der neben einer Bank lag. Im Bereich der Fassade des direkt danebenstehenden Gartenhäuschens fand sich ein gleichmäßig verteiltes Spritzmuster. Die Schussabgabe musste in sitzender Position auf der Bank stattgefunden haben. Nur in einem der beiden Patronenlager fand sich eine verschossene Patrone. In den Taschen des Toten fanden sich noch neun unverschossene Patronen.

Primär ging die Polizei von dem Toten als Schützen für alle Schüsse aus. Dies wurde von den Nachbarn bestätigt, die angaben, dass der gefundene Mann Sportschütze war und legal Waffen besessen hatte. Zudem wurde von allen Umstehenden einhellig darüber berichtet, dass die beiden Toten seit mehr als zwanzig Jahren miteinander im Streit lagen. Während die Ermittlungen liefen, tauchten in kurzem zeitlichen Abstand auch die Ehefrauen der toten Männer auf und mussten sogleich vom Rettungsdienst behandelt werden, da sie einen Schock erlitten hatten. Auch sie bestätigten unter Tränen, dass der Streit zwischen den Männern seit Jahren bestand.

Der Polizei vor Ort war bald klar, dass es eine Auseinandersetzung übers Schneeräumen gegeben haben musste, nur wie die Tat genau abgelaufen war, darauf konnten sie sich noch keinen Reim machen. Hier kam die Rechtsmedizin mit der Wundballistik ins Spiel. Wir wurden von den

Sektionsergebnissen und den Fotos der Spurensicherung auf die richtige Fährte gelenkt. Wir rekonstruierten folgenden Tathergang:

Sigmar L. war seit Jahren Mitglied in einem Schützenverein und passionierter Sportschütze. Der Rentner pflegte seinen Garten und war in der Nachbarschaft beliebt. Der einzige Wermutstropfen, den mittlerweile die gesamte Nachbarschaft betraf, war eben der Streit, den er seit Jahren mit Richard K. hatte. Am besagten Tag kam dieser von der Arbeit nach Hause und begann sogleich, seine Einfahrt zu räumen. Da die Einfahrt direkt an das Grundstück von Sigmar L. grenzte und immer wieder Schnee auch über den niedrigen Zaun in den Nachbargarten fiel, kam Sigmar L. an die Einfahrt von Richard K., und es entbrannte ein Streit.

Irgendwann war Richard K. mit dem Schneeräumen fertig und stellte sein Auto in die Garage. Als er aus der Garage herauslief, kam ihm Sigmar L. mit seiner Bockflinte entgegen und schoss. Zwei Schüsse trafen Richard K. am linken

TATORTSKIZZE

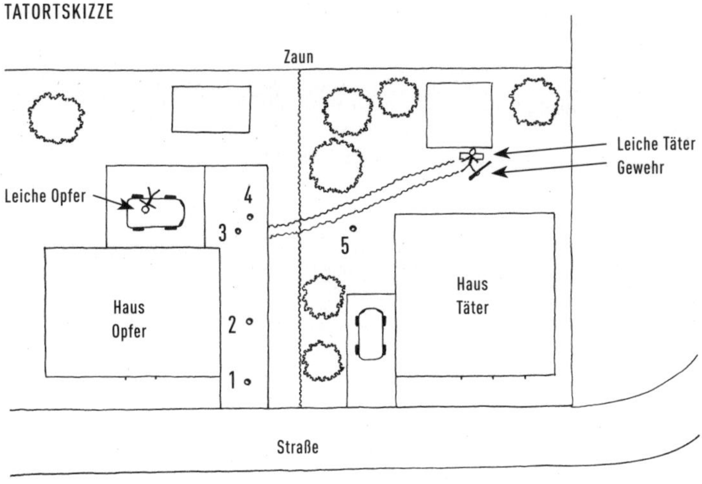

1–5 Fundorte verschossener Hülsen

Arm und an der linken Schulter – aufgrund der Entfernung war die Schrotgarbe schon ein Stück aufgegangen. Die großen Einschusslöcher waren charakteristisch für eine Entfernung zwischen sechs und acht Metern. Während des Nachladevorgangs fielen die beiden leeren Hülsen zu Boden, und Richard K. flüchtete in die Garage. Hier trafen ihn zwei weitere Schüsse: einer in die Brust, einer in die rechte Schulter. Die Schussdistanz war mittlerweile auf wenige Meter verkürzt. Dies zeigte sich daran, dass keine Streuung der Projektile mehr erkennbar war und die Schrotkörbe der Ladungen noch in der Oberbekleidung von K. steckten. Das Blutspurenverteilungsmuster am Türgriff und am Dach bewies, dass K. versucht haben musste, mit dem Pkw zu fliehen. Er hatte keine Chance. Denn Sigmar L. lud die Waffe nochmals nach und gab einen Schuss aus direkter Nähe auf die Stirn von K. ab, als dieser schon im Auto saß, was sich durch Pulvereinsprengungen im Stirnbereich erklären ließ. Richard K. war sofort tot.

Anschließend schloss Sigmar L. das Garagentor und stieg über den niedrigen Zaun durch den Tiefschnee in seinen Garten. Er öffnete die Waffe und entnahm die leere Patrone. Mit der noch im zweiten Patronenlager befindlichen Patrone suizidierte er sich ungefähr zwanzig Minuten später.

Ja, es war auf einer systematischen Ebene plausibel. Trotzdem ging mir das Geschehene lange nicht aus dem Kopf. Zwei Tote wegen ein bisschen Schnee. Die Tragik hinter derartigen scheinbar banalen Streitsituationen ist für mich immer wieder überraschend.

12 SCHUSSREKONSTRUKTIONEN

Nicht immer kann man anhand von Fotos feststellen, wie eine Tat abgelaufen ist beziehungsweise wie sich Schüsse ausgewirkt haben. In manchen Fällen arbeitet man daher mit Schussrekonstruktionen. Dies passiert immer dann, wenn es noch keine beschriebenen ähnlichen Fälle gibt, wenn Waffensysteme verwendet worden sind, die noch nicht untersucht sind, oder wenn detaillierte Fragen zum Tatablauf und zur Verletzungsentstehung bestehen.

Früher schreckte man bei Rekonstruktionen nicht davor zurück, auf Leichen zu schießen oder lebendige Tiere als Ziele zu nutzen. Da Leichen keine Muskelfunktion mehr aufweisen und jeder Körper eine unterschiedliche Konstitution aufweist, finden wir das heute weniger hilfreich. Bei Rekonstruktionen handelt es sich um standardisierte Versuche mit teilweise mehreren Hundert Durchgängen. Ganz zu schweigen von der ethischen Frage, die die Verwendung von Leichen für Versuchszwecke aufwerfen würde. Dieser Fakt ist also mittlerweile ins Reich der Mythen zu verbannen.

Aus all diesen Gründen greift die Ballistik und speziell die Wundballistik seit längerer Zeit auf Simulanzien und Ersatzstoffe zurück, deren chemische, physikalische und biomechanische Eigenschaften bekannt und immer gleich sind. Außerdem sind sie problemlos in ihrer Form und Beschaffenheit vielfältig oft herzustellen. Dies ist vor allem für die wissenschaftliche Betrachtung der wichtigste Punkt, da Ergebnisse unter den gleichen Grundvoraussetzungen wiederholbar und reproduzierbar sein sollen.

Für sämtliches Weichgewebe werden als standardisierte Simulanzien ballistische Gelatine und Seife verwendet. Für hartes Gewebe, also Knochen, gibt es verschieden geformte und ebenfalls genormte Teile aus Polyurethan.

Wissenschaftlicher geht es meiner Meinung nach kaum. Und trotzdem muss man all diese Punkte bei Gerichtsverhandlungen jedes Mal aufs Neue durchexerzieren. Gerade aufseiten konfliktgestandener Strafverteidiger weist das physikalische und biomechanische Verständnis häufig (gespielte) Lücken auf.

Ballistische Gelatine

Wenn sie von »Gelatine« lesen oder hören, denken viele Menschen zuerst an die Erdbeertorte auf dem Kaffeetisch oder an Sülze. Damit liegen sie absolut richtig, denn ballistische Gelatine ist der in der Küche verwendeten sehr ähnlich, allerdings sind die Anforderungen etwas höher. Auch die ballistische Gelatine, die wir im Institut in großen 25-Kilo-Säcken bestellen, wird wie die als Lebensmittel genutzte aus Haut und Knochen, also aus Schlachtabfällen, hergestellt. Wichtigster Bestandteil ist das Kollagen, das durch eine chemische Reaktion aus den Knochen herausgelöst und anschließend zu Pulver getrocknet wird. Hierbei spielt der pH-Wert während der Lösung eine wichtige Rolle. Da es sich bei einer Gelatine um ein verfestigtes Gel handelt, wird die elastische Widerstandskraft beziehungsweise die damit einhergehende Festigkeit in »Bloom« angegeben. Für Schussversuche wird eine Bloomzahl von 250 bis 300 benötigt.

Meistens bereite ich die Gelatine zwei bis drei Tage vor den Beschussversuchen vor. Als Mischungsverhältnis kommt dabei entweder eine 10-prozentige Gelatine bei 4 °C infrage oder eine 20-prozentige Gelatine bei 10 °C. Will man größere Mengen herstellen, wird es schnell ziemlich zeitintensiv. Das Gelatinepulver wird in Wasser eingerührt und anschließend erhitzt. Hierzu ist ein großer Glühweinkocher mit Temperaturregulierung hervorragend geeignet. Die gelöste Gelatine wird dann in Blockformen gegossen und anschließend in die Kühlung gestellt. Für die Form haben sich ebenfalls verschiedene Längen und Breiten als Standards ergeben. Da wir am häufigsten die Schusseinwirkung von Kurzwaffen überprüfen, gieße ich meist Blöcke im Maß von 20 × 20 × 30 cm.

Für konkretere staatsanwaltschaftliche Fragestellungen kann aber jede beliebige Gießform, beispielsweise auch von abgeformten Extremitäten, genutzt werden. Wenn es um einen bestimmten Körperteil geht, zum Beispiel um einen Brustkorb plus angelegtem Arm, können bei der Rekonstruktion auch mehrere zugeschnittene Gelatineblöcke hintereinander platziert werden.

Die Gelatine wird in meinen Fragestellungen häufig dafür genutzt, um die bei der Sektion festgestellten Verletzungen plausibel nachzuvollziehen und Probleme wie die Zerlegung und die Verformung des Projektils oder den durch das Projektil entstandenen Schaden besser zu beurteilen. Man kann die Gelatine sogar beliebig mit Kleidungsschichten bedecken. Sie ist im Vergleich zu ballistischer Seife in großen Mengen einsetzbar und preislich wesentlich günstiger.

Was ebenfalls oft genutzt wird, ist ein Kontrastmittel, das in einem kleinen Beutel vor der Gelatine angebracht wird. Es kann im Computertomografen die Rissbilder einer temporären Wundhöhle dreidimensional darstellen. Da die Gelatine aufgrund ihrer Elastizität nach der Durchdringung durch das Geschoss wieder ihre Blockform annimmt, können nur durch Zuhilfenahme von Hochgeschwindigkeitskameras die Veränderungen des Gewebes und die Beeinträchtigungen des Projektils während der Durchdringung beobachtet werden.

Der große Nachteil an der Gelatine ist, dass sie nach dem Beschuss unbrauchbar wird und nicht wiederverwendet werden kann. Für eine gewisse Zeit lassen sich einzelne Stücke einfrieren, um sie beispielsweise Studenten oder vor Gericht zu präsentieren. Da es sich bei der Gelatine aber um organisches Material handelt, beginnt diese schon nach kurzer Zeit durch Verdunstung einzutrocknen und später zu schimmeln – was wohl jeder aus der Küche kennt.

Ballistische Seife

Wie Gelatine ist auch Seife, die wir einsetzen, eine für die Ballistik optimierte Variante des handelsüblichen Produkts. In den Schussversuchen kommt Glyzerinseife zum Einsatz, deren Herstellung im Vergleich zu normaler Seife vergleichsweise aufwendig und teuer ist. Es werden wie bei regulärer Seife Kokosöl, Talg und Stearin verwendet, aber unter anderem mit Glyzerin vermengt. Der große Vorteil an der Seife besteht darin, dass die maximale Ausdehnung der temporären Wundhöhle dauerhaft erhalten bleibt. Zerschneidet man sie anschließend in einer Ebene von Ein- und Ausschuss mit einem Draht, so wird ein Querschnitt der Wundhöhle sichtbar. Seife ist also im Vergleich zur Gelatine plastisch und nicht elastisch.

Die voll ausgebildete, dreidimensionale Wundhöhle zeigt außerdem, wie sich bei einer Geschossbewegung einzelne Splitter weiterbewegen. Der Vorteil der dauerhaften Ausdehnung besteht zusätzlich darin, dass die Energieabgabe eines Geschosses messbar wird. Dazu kann man das Volumen der Wundhöhle berechnen, indem man sie zum Beispiel mit Wasser auffüllt und danach das Volumen des Wassers bestimmt.

Ballistische Seife macht also die Auswertung bestimmter Vorgänge wesentlich einfacher als Gelatine. Außerdem muss sie nicht gekühlt gelagert werden, der Alterungsprozess ist wesentlich langsamer als der der Gelatine. Besonders unter dem Aspekt der Nachhaltigkeit sticht die Glyzerinseife hervor, denn sie kann an den jeweiligen Hersteller zurückgegeben und wieder aufbereitet werden.

Synthetische Knochen

Bevor es synthetische Knochenersatzmaterialien auf dem Markt gab, wurden Versuche mit echten Knochen durchgeführt. Die individuelle Abweichung ist bei Knochen allerdings noch größer als bei Muskelgewebe, denn das Skelett wird bei Mensch und Tier wesentlich langsamer gebildet und weist größere Eigenheiten auf. Dies gilt auch für den Verfall, wobei vor allem die Knochendichte eine wichtige Rolle spielt. Diese kann bei natürlich gewachsenem Knochen von außen nicht beurteilt werden und ist maschinell nur vergleichsweise kostspielig festzustellen. Aus diesem Grund wird auch hier auf genormte Simulanzien zurückgegriffen.

Knochenersatzstoffe werden normalerweise für die Aus- und Weiterbildung von Chirurgen genutzt. Auch die Knochenhaut und die verschiedenen Knochenschichten, beispielsweise im Stirnbereich des Schädelknochens, können real nachgebildet werden. Werden Bereiche wie Extremitäten und Brustkorb simuliert, stehen für die Versuche genormte Formen in Röhren-, Kugel- und Plattenform zur Verfügung, die je nach Fragestellung sogar in die Gelatine oder die Seife eingearbeitet werden können. Auch in den Knochen eingelagerte Substanzen wie Knochenmark in den Langknochen der Extremitäten oder das Gehirn im Schädelinneren können durch das Ausgießen mit Gelatine sehr gut simuliert werden.

Simulationen und Modelle

Durch die gestiegene Rechenleistung von Computern ist es heutzutage möglich, sehr detaillierte Computermodelle zu erstellen. Mittlerweile können Ballistiker exakte Vorhersagen für jede Waffe und jedes Projektil treffen. Dabei helfen uns die bei Schussversuchen erhobenen Daten zum Strömungsverhalten und die bereits erforschten Wirkungen auf den menschlichen Körper. Dafür wird der Körper in viele einzelne Cluster oder Datenpunkte unterteilt, die jeweils eine Gefährdungsstufe zugewiesen bekommen. Ist eine bestimmte Anzahl dieser Punkte durch ein Projektil in Mitleidenschaft gezogen worden, können Voraussagen über das Verletzungspotenzial und damit über die Geschosswirksamkeit und letztlich die -wirkung getroffen werden.

Messungen

Die Messungen finden je nach Größe der Schießstände mit unterschiedlichen Einrichtungen statt. Um Geschwindigkeiten zu bestimmen, haben sich einfache computergestützte Lichtschranken durchgesetzt. Will man die Abläufe während der Schusseinwirkung dokumentieren, benötigt man zwingend eine Hochgeschwindigkeitskamera.

Zum Nachvollziehen von Flugbahnen und reinen Flugzeiten der Projektile gibt es auf militärisch genutzten Versuchsfeldern Radarsysteme, die die Druckwellen der durch die Luft fliegenden Geschosse messen. Damit kann das Projektil über die gesamte Flugzeit verfolgt werden. Mit hochauflösenden Kameras und computergesteuerten Systemen ist es außerdem möglich, das Projektil während des Fluges zu verfolgen und so sein Verhalten in der Flugphase nachzuvollziehen.

Versuchsaufbauten

In den allermeisten Fällen werden ich und meine Kollegen mit sehr konkreten Fragestellungen der Polizei und der Staatsanwaltschaften konfrontiert. Meistens wollen die Kollegen wissen, wo zum Beispiel während einer Tat das Opfer beziehungsweise der Täter gestanden hat oder wie plausibel bestimmte angenommene Tatabläufe sind. Wir machen uns dann an die Arbeit und leiten aus den polizeilich ermittelten Fakten und den rechtsmedizinischen Untersuchungen ein Hergangsmodell ab. Dieses Modell wird im Rahmen des Möglichen so weit vereinfacht, dass es theoretisch in Versuchsaufbauten beliebig oft wiederholbar ist. Stark vereinfacht gesagt: Wir stellen den Schuss nach.

Natürlich reichen diese durchgeführten Beschüsse der Seite der Verteidigung in den seltensten Fällen aus. Dann wird man gefragt, warum man dieses oder jenes nicht überprüft hat. Dann werden manchmal wilde Szenarien kreiert, die teilweise an Einfallsreichtum schwer zu überbieten sind. Schüsse von Dritten, selbst beigebrachte Schüsse oder Teile aus James-Bond-Filmen stehen dann zur Diskussion, und manchmal muss man sich ein Lachen verkneifen. Auch rekonstruierte Schusskanalverläufe werden häufig angezweifelt. Wir wissen natürlich, dass dies die ureigene Aufgabe der Verteidigung ist und solche Fragen und Zweifel im Strafprozess der Wahrheitsfindung dienen. Für mich also eher ein Anlass, um noch genauer zu arbeiten.

Um sämtliche Ergebnisse und Fakten jederzeit nachprüfen zu können, erfassen wir alle in den Versuchen gewonnenen Daten und dokumentieren unsere Arbeit fotografisch. Die anschließende Plausibilitätsprüfung zeigt, inwieweit diese Daten mit den beim Opfer festgestellten Verletzungen übereinstimmen. Aus allen Daten kann im Anschluss von Spezialisten eine 3-D-Rekonstruktion hergeleitet werden, sodass es mittlerweile möglich ist, eine Virtual-Reality-Tour durch den Tatort zu machen.

Schusswaffensystembestimmung

Wenn keine Tatwaffe gefunden wird oder eine gefundene Waffe einer Tat zugeordnet werden muss, kann man anhand der Spuren am Projektil und an der Hülse die richtigen Rückschlüsse ziehen. Dies leisten Waffensachverständige der Landeskriminalämter und des Bundeskriminalamtes anhand von teils mikroskopischen Spuren. Die Waffe und der Verfeuerungsvorgang hinterlassen an den Munitionsteilen teils derartig eineindeutige Spuren, dass man sie auch problemlos als »Fingerabdruck« der Waffe bezeichnen kann. Dies ist auch der Grund, warum metallische Teile immer mit Plastikpinzetten asserviert werden. Hier können schon kleinste Kratzer die Auswertung unmöglich machen oder derart verfälschen, dass diese schwieriger bis unmöglich wird.

Beim Projektil sind es die Züge und Felder des Waffenlaufs, die sich in das Projektil einpressen und ihm den Drall mitgeben. Abhängig davon, wie viele Züge und Felder eine Waffe hat, wie diese bemessen sind und ob sie links- oder rechtsläufig gedreht sind, und natürlich letztlich durch das Kaliber lässt sich eine klare Eingrenzung des Waffensystems vornehmen.

Auch an der Hülse befinden sich meist Spuren, die Rückschlüsse auf die verwendete Waffe zulassen: Der Schlagbolzen hinterlässt immer einen Abdruck auf dem Zündelement, der je nach Waffe Unterschiede in Form und Größe aufweist. Bei Vergleichsschüssen aus unterschiedlichen Waffen können die Gutachter sagen, welche der Waffen den Abdruck erzeugt hat. Auch beim Auswurfvorgang werden der Hülse von der Waffe kleinste Kratzer mitgegeben. Dies ist bei derart schnellen, mechanischen Vorgängen auch nicht zu verhindern. Für die Gutachter in LKA und BKA ist das ein Glück – so lassen sich einzelne Waffen, Waffensysteme und Munition einander zuordnen.

13 KÖNNEN GUMMIKUGELN TÖTEN?

Selten kommt es bei Waffensachverständigen vor, dass sich Neuerungen einstellen, von denen sie wirklich überrascht sind. Denn alles, was es im Bereich der Waffen gibt, lagert in den gepanzerten und gesicherten Asservatenräumen: selbst gebaute Waffen, umgebaute Waffen, Schreckschusswaffen, Armbrüste, Wurfsterne und vieles mehr. Zu einem Fall, der ein besonderes, bis dahin für uns nicht bekanntes Waffensystem mit sich brachte, wurde auch ich hinzugezogen.

Vor einigen Jahren wurden bei zwei Auseinandersetzungen drei Männer verletzt. Aus einem anfänglichen Gerangel entstand schnell eine handfeste Auseinandersetzung. Der vermeintlich Angegriffene zielte plötzlich mit einer Pistole auf die beiden anderen Männer. Umstehende schilderten anschließend der Polizei, dass mindestens zwei Schüsse gefallen seien.

Einer der Verletzten hatte eine Schusswunde im linken Oberschenkel. Auffällig war hierbei, dass sich in der CT-Untersuchung kein metallisches Objekt zeigte und das Geschoss lediglich in den Muskel des Oberschenkels eingedrungen war. Es konnte problemlos entfernt werden. Nach der kurzen Operation und der Versorgung der Wunde kam eine 8 mm große Kugel aus Hartgummi zum Vorschein. Der Schusskanal war insgesamt 4 cm tief, vorher hatte das Geschoss eine Kleidungsschicht – die Jeanshose des Geschädigten – durchdrungen.

Auch der andere Mann war linksseitig getroffen worden, jedoch weiter oben im Bereich des Leistenbands. Auch hier wurde mindestens eine Kleidungsschicht durchdrungen, allerdings kam dieses Geschoss deutlich weiter: Es drang bis zur Oberschenkelarterie vor und stoppte 2,4 mm davor. Hier bestand also eine wesentlich größere Gefahr für eine schwerwiegende Verletzung. Auch der Eingriff zur Versorgung der Wunde war aufwendiger, da mehr Gewebe geschädigt worden war. Aber auch in diesem Fall handelte es sich um ein Hartgummiprojektil mit einem Durchmesser von 8 mm.

Ich staunte nicht schlecht, als ich die asservierte Pistole zum ersten Mal in Augenschein nahm. Nach außen hin sah sie aus wie eine ganz normale halbautomatische Schreckschusspistole mit versperrtem Lauf. Sie war sogar aus einer Zinklegierung gefertigt, das bedeutet, sie wäre für den Abschuss von scharfer Munition nicht geeignet gewesen. Eigentlich. Normalerweise würde man diese Pistole mit einer Schreckschussmunition des Kalibers 9 mm P.A.K. laden.

Jetzt kommt das große »Aber«. Denn wie bereits im Kapitel zu den Schreckschusswaffen angesprochen, gibt es auch Munition, die mehr als nur einen Schreckschuss abgibt und damit die Definition einer Schusswaffe erfüllt. Solche Kugeln werden komplett durch den Lauf getrieben und haben anstelle der Plastikkappe eine Hartgummikugel, die in die Hülse eingepresst ist. Diese Munition darf in Deutschland nicht verkauft werden.

Was bei dieser Waffe, die aus türkischer Produktion stammte, so außergewöhnlich war, war das Innenleben. Denn an der Laufmündung befand sich bei der Pistole ein Gewinde, in das eine Laufsperre, vermutlich um sie als legale Schreckschusswaffe zu tarnen, eingeschraubt werden konnte. Außerdem gab es für den Sicherungshebel eine gesonderte Stellung. Während halbautomatische Waffen in der Regel nur zwei Stellungen besitzen, eine für »Sicher« und eine für »Feuer«, fand sich hier eine dritte Hebelstellung, die nur durch einen Strich gekennzeichnet war. Auf dieser Stellung schoss die Waffe in Dauerfeuer, also vollautomatisch. Auch dies ist in Deutschland verboten.

SCHEMA: LAUF MIT VERENGUNG

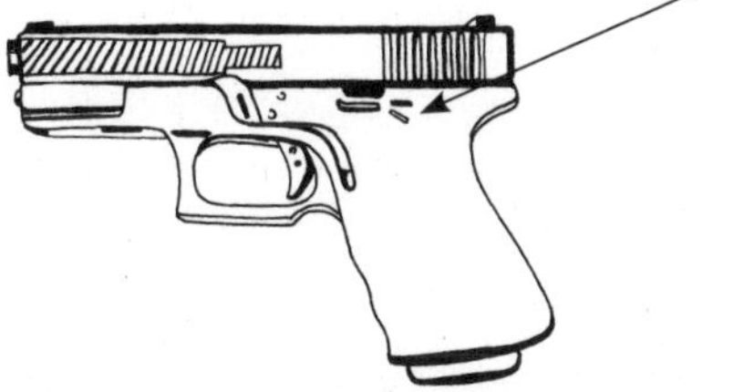

In einem Praxistest mit Knallmunition unterzogen wir die merkwürdige Waffe einer Funktionsprüfung, und hier zeigte sich, was in dieser manipulierten »Schreckschusspistole« steckte: Sie war überhaupt nicht für eine Schreckschussmunition ausgelegt, sondern für Hartgummigeschosse. Der Hersteller hatte offensichtlich gewusst, dass dies in Deutschland nicht zulässig ist, und hatte die Waffe entsprechend getarnt.

Vollautomatische Schusswaffen sind in Deutschland generell verboten und unterliegen dem Kriegswaffenkontrollgesetz. Bei der von den Tätern verwendeten Munition, der 9 mm P.A. Rubber, traten teilweise enorme Mündungsgeschwindigkeiten auf. Bedenkt man, dass die Projektile lediglich ein Gewicht von durchschnittlich nur 0,65 g besitzen, aber mit einer Geschwindigkeit von 580 m/s den Waffenlauf verlassen, entsteht immer noch eine immense kinetische Energie von beinahe 110 Joule. Für die Durchdringung von Haut werden 0,1 Joule pro Quadratmillimeter benötigt. Das Pistolenmagazin fasst 14 Schuss, die im Dauerfeuer in ungefähr zwei Sekunden verschossen sind.

Sowohl für die Munition als auch für die Waffe hatte der

Schütze keine Besitzerlaubnis. Er wurde wegen unerlaubten Waffenbesitzes sowie schwerer Körperverletzung angeklagt. Ein Tötungsvorsatz war aber für nicht beweisbar erachtet worden. Der Täter wurde vom Amtsgericht Leipzig zu einem Jahr und drei Monaten Bewährung sowie 1500 Euro Schmerzensgeld verurteilt.

Schüsse in der Nacht

Fünf Jahre später sollte ich miterleben, was diese Art Munition, verfeuert aus einer »Schreckschusspistole«, am menschlichen Körper anrichten kann. Ich hatte gerade meinen Workshop für Wundballistik absolviert, als ich eines Abends im August von der Kriminalpolizei darüber informiert wurde, dass es ein Schussdelikt gegeben habe und ein Geschädigter mit einem Kopfschuss in die Notaufnahme gebracht worden sei. Ich sollte mich darauf gefasst machen, dass sich die Kollegen noch in der Nacht melden würden, denn eventuell gäbe es eine Sektion.

Diese Annahme stützte sich auf den erstversorgenden Arzt, der von einer normalen Schussverletzung ausging – eine solche wäre mit normaler Munition im Kopfbereich mit großer Sicherheit tödlich ausgegangen. Aber siehe da: Mein Schlaf wurde nicht unterbrochen, und so wurde ich am nächsten Morgen gebeten, gemeinsam mit einem Arzt aus dem Institut für Rechtsmedizin eine körperliche Begutachtung des lebenden Verletzten durchzuführen. Er hatte Glück im Unglück. Bereits als man ihn in den OP brachte, drückte das Hirngewebe ein Hartgummiprojektil an die Oberfläche.

Die Fotos, die während der Operation entstanden, sollten für die nachgehende Bewertung sehr wertvoll sein. Im mittleren Bereich der Stirn, leicht rechts von einer gedachten Mittellinie versetzt, zeigten diese Bilder einen runden, circa 1 cm messenden Einschuss, der von austretendem Blut teilweise verdeckt war. An dieser Stelle des Schädels befindet sich die Stirnhöhle. Jeder, der schon mal einen starken Schnupfen oder gar eine Nasennebenhöhlen- oder Stirnhöhlenentzündung hatte, weiß, wo sie liegt, denn sie kann nicht nur drücken, sondern auch starke Schmerzen bereiten, wenn sie beeinträchtigt ist. In diesem Bereich sind Nase, Rachen und Stirnraum durch ein schwammiges Knochengebilde miteinander verbunden. Zudem besteht der Schädelknochen an dieser Stelle aus zwei Knochenschichten, die die eigentliche Stirnhöhle bilden. Die äußere Knochenlamelle war beim Geschädigten 2 mm und die innere Lamelle 1,5 mm dick. Dazwischen lag ein luftgefüllter Abstand von 6 mm. Die Stirnhöhle war rechtsseitig nach innen scherbenartig zertrümmert. In den 3-D-Bildern der CT-Untersuchung zeigte sich uns das Projektil in seiner Endlage: Es befand sich 4 cm tief im rechten Stirnlappen. Mit dem Projektil hatten sich auch Knochensplitter in den Schusskanal gedrückt, rund um die Endposition fanden sich außerdem kleinste Knochenfragmente.

Nachdem die Haut der Stirn herunterpräpariert war, konnte die 8,5 mm große Gummikugel mit einer Pinzette entfernt werden. Das knöcherne Areal wurde rund um den Einschuss herum aufgesägt und entnommen. Dabei wurde klar, dass die Hirnhäute alle durchschossen und teilweise sternförmig aufgerissen waren. Die Gefahr einer Infektion ist gerade bei der Eröffnung der Schädeldecke sehr groß, weshalb besonders darauf geachtet wurde, die Verletzung ausreichend zu spülen, um etwaigen Entzündungen vorzubeugen. Was den Ärzten allerdings noch mehr Sorge bereitete, war die Gefahr eines sogenannten Frontalhirnsyndroms.

Eine völlig andere Person

Das Frontalhirn ist ein vergleichsweise groß ausgeprägter Bereich im menschlichen Gehirn, der für die soziale Interaktion eine wichtige Rolle spielt. Für das Verhalten nimmt dieser Teil eine Art Aufpasserfunktion ein. Es besteht eine enge Vernetzung zu allen anderen Bereichen des Gehirns, weil hier Abwägungen zu Handlungen getroffen werden. Man könnte verallgemeinert sagen, dass hier eine Art Gewissen sitzt. Im Frontalhirn berechnet das Gehirn, welches Verhalten in der Umwelt, in der ein Mensch lebt, gerade das optimale ist. Wenn Sie also eines Morgens den Drang verspüren, mit einer Flasche Schnaps in der Hand nackt spazieren zu gehen, könnte es gut sein, dass im Frontalhirn gerade eine Störung vorliegt.

Schaut man seitlich auf das Gehirn, so lässt sich das Frontalhirn in zwei Zonen einteilen. Über dem Augenbrauenwulst befindet sich der orbitofrontale Kortex. Hier finden Prozesse statt, die emotionale Abläufe und Persönlichkeitsstrukturen regulieren. Darüber, ungefähr ab da, wo bei einem Basecap der Schirm beginnt, liegt der dorsolaterale präfrontale Kortex. In diesem Teil findet die kognitive Steuerung des Nervensystems statt. Das problemlösende und zielgerichtete Denken, die Planung komplexer Handlungen und ein großer Teil der grundlegenden Intelligenz sind hier angesiedelt.

Mit der Beschreibung der Funktionen wird auch schnell klar, was eine etwaige Schädigung dieser Bereiche in einem Menschen auslöst. Auf diese Weise wurde die Funktion des Frontalhirns in der Wissenschaft auch entdeckt: nach einem schweren Unfall, nachdem der amerikanische Arbeiter Phineas Gage etwas anders war als zuvor. Sein Kopf wurde bei Eisenbahnbauarbeiten 1848 komplett von einer 110 cm langen und 3 cm dicken Eisenstange durchstoßen: Die Stange wurde dabei von unterhalb des linken Wangenknochens in den Schädel gerammt und verließ diesen ungefähr 8 bis 9 cm über dem linken Auge. Dabei wurden beide Teile des präfrontalen Kortex verletzt.

Wie durch ein Wunder konnte die Stange entfernt werden, und Gage überlebte die Verletzung. Bereits nach ein paar Wochen war er körperlich wiederhergestellt, lediglich sein linkes Augenlid sollte dauerhaft gelähmt und permanent geschlossen bleiben. Auch seine geistigen Fähigkeiten hatten nicht gelitten, und er hatte keinerlei Einschränkungen durch den Unfall. Allerdings gab es auffällige Änderungen in seiner Persönlichkeit. Vor dem Unfall war Phineas Gage ein beliebter Zeitgenosse gewesen, der als freundlich, nett und sozial völlig integriert galt. Nach dem Unfall wurde er schlagartig impulsiv und unzuverlässig. Er begann zu fluchen, war respektlos gegenüber seinen Freunden und Bekannten. Er verlor daraufhin seine Arbeitsstelle als Vorarbeiter bei der Eisenbahngesellschaft Rutland & Burlington Railroad.

Gages Fall war für die Forschung ungemein wichtig, denn er bewies, dass mit der Zerstörung bestimmter Hirnareale auch eine Veränderung der Verhaltensweisen einhergeht. Auch bei anderen schweren Traumata in diesen Bereichen, von Schussverletzungen bis zu Unfällen, konnte man diese Verhaltensänderungen beobachten.

Ballistische Rekonstruktion mit Gummikugeln

Aber zurück zu unserem Fall in Leipzig. Überraschenderweise konnten bei dem durch die Gummikugel Geschädigten keinerlei neurologische Schäden beobachtet werden.

Die Wunde verheilte problemlos unter einer Antibiotikagabe. Die knöcherne Verletzung wurde durch ein Ersatzmaterial dauerhaft abgedeckt. Lediglich eine bogenförmig über der Stirn verlaufende Narbe sollte den verwundeten Mann sein Leben lang daran erinnern, dass er eine Kugel in den Kopf bekommen und überlebt hatte.

Als kurze Zeit später drei Tatverdächtige verhaftet werden konnten, begann die Aufarbeitung der Ereignisse. Ich war zwar schon am Abend der Tat von der Polizei informiert worden, als Gutachter kam ich aber erst hinzu, als das Gerichtsverfahren bereits begonnen hatte. Die Frage, wie eine gerade einmal 0,6 g schwere Gummikugel potenziell lebensbedrohliche Verletzungen verursachen konnte, beschäftigte das Landgericht Leipzig sehr – ein wundballistisches Gutachten wurde in Auftrag gegeben. Da die drei Angeklagten mit ihren sechs Verteidigern beharrlich schwiegen, sollte ich eine umfangreiche Rekonstruktion des vermuteten Tatablaufs erarbeiten.

Am Ort des Geschehens war neben einigen älteren und verwitterten Patronenhülsen auch eine asserviert worden, die frischer wirkte. Zuerst wurde jedoch das Projektil untersucht. Es konnte plausibel als Geschoss einer Munition 9 mm P.A. Rubber zugeordnet werden. Es wog dabei nur noch 0,54 g und hatte durch die Verfeuerung einige kleinere Fragmente abgesprengt. Die aufgefundene Hülse war von einer italienischen Firma produziert worden, die aber keine Munition 9 mm P.A. Rubber herstellte. Ich konnte mir das so erklären, dass ein anderer Munitionshersteller sich vermutlich über diese Firma nur die Hülsen bestellt hatte, um diese dann selbst mit den Hartgummikugeln zu laden. Welche Probleme ich noch mit der Munitionsfrage bekommen sollte, konnte ich zu dem Zeitpunkt nicht ahnen.

Dann nahm ich mir den Tatablauf vor, wie ihn der Geschädigte gegenüber der Polizei angegeben hatte. Als ich die Fotos der Tatwaffe sah, stutzte ich: Die kannte ich doch! Sie glich der Waffe, mit der die Kollegen vor fünf Jahren schon einmal konfrontiert waren. Sobald die Rede von einem Projektil aus Hartgummi war, dämmerte es bei ihnen, und die älteren Fälle wurden wieder herausgeholt. Aber es kam noch spannender: Die Seriennummern der »Schreckschusspistole«, mit der vor über zwei Jahren zwei Männer angeschossen worden waren, und der Waffe, die für den jetzigen Kopfschuss verantwortlich war, lagen nur elf Zahlen auseinander, wie ich es den Gutachten des Waffensachverständigen entnehmen konnte.

Die Pistole des aktuellen Falls war von Waffensachverständigen des Bundeskriminalamtes genau untersucht und vermessen worden. Dabei kam heraus, dass der Waffenlauf, der wiederum über ein Gewinde für eine Laufsperre verfügte, die hier aber fehlte, direkt vor dem Patronenlager auf einer Länge von 3,3 cm auf 6,4 mm verengt war. Scharfe Munition mit einem Metallprojektil zu verfeuern, wäre also mit einem erheblichen Risiko einhergegangen, sich selbst zu verletzen. Die bei der kriminaltechnischen Arbeit gesicherte Patronenhülse konnte der asservierten Pistole zugeordnet werden.

Der Tatort war ein Parkplatz am Rande einer Wohnsiedlung. Durch die Ermittlungen der Kriminalpolizei war schnell herausgekommen, dass es sich um einen Zwischenfall bei einem Drogengeschäft gehandelt hatte. Der Geschädigte wollte anscheinend in das Business einsteigen und verabredete sich mit seinem Bekannten, um gemeinsam eine größere Menge Drogen zu kaufen. Dazu nahm er angeblich 20 000 Euro mit zu einer Übergabe. Sie fuhren also mit einem Pkw zum genannten Übergabepunkt. Die Verkäufer erschienen ebenfalls nach kurzer Zeit. Als der Geschädigte die

»Ware«, eine größere Menge Methamphetamin (spätestens seit »Breaking Bad« besser bekannt als Crystal Meth) in Augenschein nahm und von der Qualität nicht überzeugt war, versprachen die Verkäufer, bessere Ware zu holen. Als sie nach einiger Zeit wiederkamen, trat einer der Männer auf den Geschädigten zu, der zu diesem Zeitpunkt bei offener Tür auf dem Beifahrersitz seines BMW saß und rauchte, und begann, an dessen Bauchtasche, wo sich das Geld befand, zu zerren. Er zog eine Pistole, um ihn zu bedrohen – als sich plötzlich ein Schuss löste, der mitten in den Kopf ging.

Die Aussagen der Anwohner des angrenzenden Mehrfamilienhauses brachten eher Verwirrung als Klarheit. Da Jugendliche im Umkreis öfter mit Böllern herumspielten, war zunächst niemand von einem Pistolenschuss ausgegangen. Mehreren Zeugen waren zwei Fahrzeuge aufgefallen, die sich nach einem lauten Knall vom vermeintlichen Tatort entfernt hatten.

Der Fahrer des BMW, der neben dem Verletzten im Auto gesessen hatte, schilderte die Vorgänge ähnlich. Allerdings ließ seine Aussage auch Rückschlüsse über die weiteren Abläufe zu. Er gab an, dass der Täter mindestens zwei Mal geschossen habe. Dann sei er, nachdem er die Tasche mit dem Geld erbeutet hatte, gemeinsam mit seinem Gehilfen zurück zu dem Auto gerannt, mit dem er gekommen war, und davongefahren. Der Angeschossene aber hielt sich die Stirn und lehnte mit Schmerzen über der Mittelkonsole. Eine in Auftrag gegebene Blutspurenanalyse konnte diese Angaben bestätigen. Der Bereich des Beifahrersitzes und die Mittelkonsole waren mit typischen Tropfspuren vollgeblutet. Bei noch offener Tür raste der Fahrer los. Panisch suchte er im Navi den Weg zum nächsten Krankenhaus. Er überfuhr mehrere rote Ampeln, während der Geschädigte auf dem Beifahrersitz vor Schmerzen schrie. Zufälligerweise war gerade eine Polizeistreife wegen eines anderen Sachverhalts in der Notaufnahme der Klinik, sodass der Fall sehr schnell an die Kripo übertragen wurde.

Ich bekam die Patronenhülsen und das Geschoss, nachdem die Spurensicherung und sämtliche Gutachter bereits ihre Expertise dazu abgegeben hatten. Bedenkt man das geringe Gewicht der Projektile von 0,54 Gramm, dann erscheint es im ersten Moment unwahrscheinlich, dass damit so eine schwere Verletzung verursacht werden konnte. Da eine derartige Munition in Deutschland verboten ist, lagen auch keinerlei wissenschaftliche Informationen vor. Also kam nur eine Rekonstruktion infrage, um aus wundballistischer Sicht genau zu verstehen, was hier geschehen war.

Zusammen mit dem LKA und zwei Spezialisten für 3-D-Rekonstruktionen plante ich also einen Versuchsaufbau, um die Waffe und die verfeuerte Munition besser einschätzen zu können. Zwei Fragen standen dabei im Fokus: Sind die Schilderungen des Geschädigten und des Beifahrers plausibel mit den Verletzungen in Einklang zu bringen? Und welches Verletzungspotenzial hat das vorgelegte Waffensystem?

Erst einmal führte ich mir die Forschung zu Gemüte. Beim Durchsehen einiger Studien fiel mir auf, dass zur gleichen Zeit überall in Deutschland Waffen auftauchten, welche mittels Schreckschusspatronen Gummikugeln verfeuern konnten. Allerdings waren dabei die Gummikugeln entweder einzeln in den Lauf einer Flinte eingepresst oder in der Trommel eines Revolvers vor die Platzpatrone gelegt worden. Dadurch entstanden durchaus schnelle, schmerzhafte Projektile, die mit hoher Wahrscheinlichkeit Prellungen erzeugten. Leider passten die ballistischen Daten aus den publizierten Studien nicht zu den Verletzungsbildern in dem vorliegenden Fall.

Generell denken die meisten Menschen beim Wort »Gummigeschosse« eher an kleinere Kugeln, die die Polizei in Straßenkämpfen einsetzt. Diese stehen aber ebenfalls zu Recht in der Kritik, weil das Abprallverhalten und das Verletzungspotenzial, gerade im Kopfbereich, nicht abzuschätzen ist und auch teils schwerste Verletzungen zu erwarten sind. In den meisten europäischen Ländern kommen diese Waffen auch nicht mehr zum Einsatz und sind von Wasserwerfern abgelöst worden.

Da ich hier so nicht weiterkam, machte ich mich an den Versuchsaufbau. Wir kochten große Mengen ballistischer Gelatine und orderten in der Schweiz synthetische Knochen aus Polyurethan. Wir schossen die Pistole durch eine Lichtschranke hindurch auf ein Ziel ab. Das Ziel bestand in den ersten Durchgängen aus Platten aus synthetischem Knochen, die in vier Metern Entfernung eingespannt waren. In einem zweiten Schritt testeten wir, bei welcher Schussentfernung die Projektile in Weichgewebe eindringen konnten. Hierzu wurde aus verschiedenen Entfernungen auf Blöcke aus ballistischer Gelatine geschossen. Zum Abschluss sollte auf Hohlkugeln und ein Schädelreplikat geschossen werden, die mit Gelatine gefüllt waren. Da die Schussverletzung des Geschädigten im Bereich der Stirnhöhle lag, wurde außerdem mit zwei dünnen Platten simuliert, wie wohl diese von der Gummikugel durchdrungen worden war.

Was in diesem Versuch genau passierte, war für alle Beteiligten total überraschend – leider. Das Waffensystem war zerstörerischer als gedacht und hatte das Potenzial, massivste Verletzungen zu verursachen. Wir hatten nur wenige Schüsse zur Verfügung, denn sämtliche Patronen stammten aus Asservatenbeständen, einmal die »italienische« Munition, die bei den Ermittlungen zu dieser Tat sichergestellt worden war; und einmal die bauartgleiche Munition eines türkischen Herstellers, ebenfalls von der Polizei bei einer ganz anderen Tat sichergestellt. Es war trotz behördlicher Genehmigung nicht möglich, weitere Munition zu beziehen. Insgesamt machte ich eine Handvoll Firmen aus, die Vergleichbares herstellten. Aber entweder wollten die Firmen im Zusammenhang mit deutschen Behörden nicht zugeben, dass sie die Art von Munition herstellen (wie die italienische Firma), oder es gab rechtliche Hürden, sie zu beschaffen.

Wie gesagt, die Schussversuche überraschten uns. Bei einem Testschuss auf eine 5 mm starke Knochenplatte aus vier Metern Entfernung erwarteten wir, dass das Projektil abprallen würde. Das Gegenteil war der Fall. Es durchschoss die Platte mit einem 15 × 12 mm messenden Loch am Ein- und einem 25 × 20 mm messenden Loch am Ausschuss. Über die Ausmaße der Beschädigung staunten wir nicht schlecht. Da es sich bei dieser Tat den Aussagen nach um einen Nahschuss gehandelt haben sollte, gingen wir bei unseren Tests von einem Abstand von 20 cm aus. Hierbei handelte es sich um den Abstand, der dem geschilderten Tatablauf – Täter zieht an umgehängter Brusttasche des Opfers – am nächsten kam. Auch hier traten ähnlich große Beschädigungen am Vergleichsmaterial auf.

Zur Simulation einer Stirnhöhle wurden nun zwei 3 mm messende Platten mit einem Abstand von 5 mm vor einem Block aus ballistischer Gelatine platziert. Neben einer deutlichen Schmauch- und Rußzeichnung gab es in der ersten Platte einen Einschuss von 15 × 17 mm und einen Ausschuss von 22 × 26 mm. Die zweite Platte traf es noch schlimmer. Hier war der Einschuss 22 × 21 mm groß, und der Ausschuss war trichterförmig auf 27 × 29 mm ausgebrochen. Zudem war das Projektil noch 20 mm in die Gelatine eingedrungen, im Schusskanal fanden sich viele Knochensplitter. Und das bei einem Projektil von 8 bis 9 mm Durchmesser! Wir trauten unseren Augen nicht. Der Versuchsaufbau wurde als absoluter Nahschuss wiederholt, was die Ergebnisse bestätigte. Jetzt waren auch noch schwärzliche Verfärbungen durch Pulvergase im Schusskanal sichtbar. Immer weiter justierten wir den Versuchsaufbau, und immer ergab sich ein ähnliches Bild, bis wir schließlich zwischen 20 und 30 cm immer wieder die gleiche Projektilwirkung sehen konnten. Um das Verletzungspotenzial auf Weichgewebe zu testen, wurde die Pistole auf einen Gelatineblock aufgesetzt. Das Geschoss drang 5 cm in die Gelatine ein und erzeugte massive Backspatter bis zur Schulter des Schützen. Wir maßen Geschwindigkeiten von bis zu 488 m/s.

Das eindrucksvollste Bild lieferte das Schädelreplikat. Es verfügte, ähnlich wie der menschliche Schädel, über eine Stirnhöhle. Beim Schuss auf dieses Replikat zeigte sich im Vergleich zu den realen Verletzungen beim Tatopfer eine nahezu identische Beschädigung von synthetischem Kno-

SCHUSSVERLETZUNG (SCHEMATISCHE ZEICHNUNG, IM VERSUCH ERHOBEN)

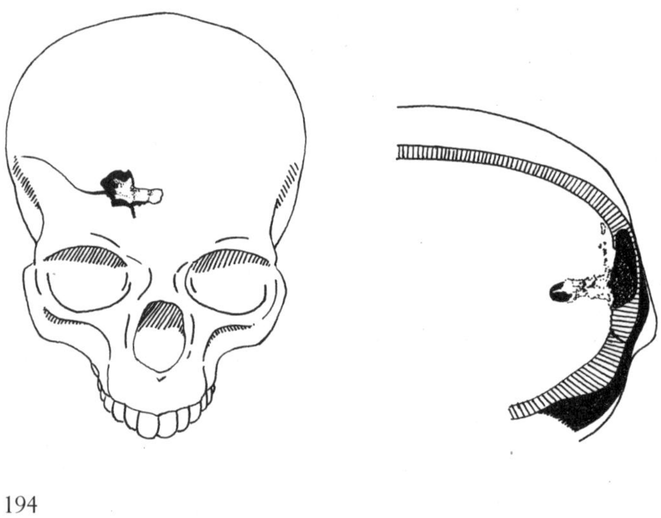

chen und Gelatine. Die beiden Knochenschichten wurden durchschlagen, und das Projektil drang, umgeben von Knochensplittern, ungefähr 20 mm in die Gelatine, die das Gehirn simulierte, ein. Die größte gemessene Energie betrug dabei 80,3 Joule.

Diese Art Geschoss verursacht aus einem bestimmten Grund solche Probleme: Es ist im Gegensatz zu normalen Projektilen elastisch. Die Rekonstruktion zeigte, dass die knöchernen Verletzungen im Vergleich zu metallischen Geschossen einen größeren Radius haben. Dies gilt sowohl für den Ein- als auch für den Ausschuss. Dies ist damit zu begründen, dass sich das Projektil beim Auftreffen zuerst verformt, indem es sich auf dem Hindernis so lange platt drückt, bis die Grenzenergie erreicht ist, bei der das Material nachgibt und das Projektil dieses durchdringt. Dies wiederholte sich bei der Stirnhöhle zwei Mal. Weil die Knochen in diesem Bereich eher dünn sind, konnte das Gummigeschoss bei dem Verletzten noch 4 cm weit in das Gehirn eindringen. Wir stellten uns vor, was so eine Gummikugel anrichten konnte, wenn es keine Knochen als Barriere gäbe, etwa im Bereich der Augen oder des Halses. Es lag auf der Hand, so ernüchternd es auch war: Das Opfer wäre in so einem Fall vermutlich tot.

Der vermeintliche Schütze wurde vom Gericht zu zwölf Jahren Haft, sein Komplize zu acht Jahren und sechs Monaten verurteilt. Der Fahrer, der das Auto der beiden gefahren hatte, wurde freigesprochen, da ihm keine Tatbeteiligung nachgewiesen werden konnte. Was die beiden Gummigeschoss-Fälle genau miteinander tun haben, wurde nie geklärt. Der Zeitraum zwischen den Taten war zwar relativ lang, ich für meinen Teil glaube aber nicht an Zufälle bei einer solchen Konstellation: zwei fast identische Waffen, die ungewöhnliche Projektile verschießen, in derselben Stadt;

und auch vor Gericht immer wieder die gleichen Namen. Sicherlich hatten die Fälle viele Schnittpunkte und auch etwas miteinander zu tun, aber was genau, das wissen wohl nur die Beteiligten selbst.

14 MYTHEN ÜBER SCHUSSWAFFEN

In unzähligen Krimis, Büchern, Kinofilmen und Serien tauchen die unterschiedlichsten Waffen auf. Wo man hinzappt, wird geschossen – als Wundballistiker muss ich sagen, dass das leider nicht immer viel mit der Wirklichkeit zu tun hat. So wurden viele Mythen in Umlauf gebracht, die einer experimentellen Betrachtung nicht standhalten.

Vom Galgen geschossen

In vielen Westernfilmen sieht man, wie der beste Freund des Protagonisten diesen in letzter Sekunde vom Galgen schießt, meistens, wenn sich die Klappe schon geöffnet hat und die Person fällt oder gar bereits im Seil hängt. Versuche zeigen, dass es mit Revolvern und Munition aus dieser Zeit nicht möglich ist, ein Seil zu durchtrennen, auch nicht, wenn man aus kurzer Distanz schießt. Theoretisch wäre es mit den damals hergestellten großen Kalibern aus sehr kurzer Distanz machbar, in Versuchen hat dies allerdings nur bei einem von zehn Schüssen geklappt. Auf größere Entfernung scheint dies umso unwahrscheinlicher. Der am Seil Baumelnde hätte also vermutlich längst das Zeitliche gesegnet, bevor das Seil durchschossen gewesen wäre.

Der Grund dafür liegt in der Elastizität des Seils: Sie lenkt das Projektil ab. Hinzu kommt, dass ein Strick aus vielen einzelnen Fasern gedreht ist, die unmöglich alle von einem einzigen Schuss erwischt werden können. Der schneidende Effekt, der in Filmen dargestellt wird, ist schlicht falsch.

Schalldämpfer machen den Schuss nicht lautlos

Der Name sagt es eigentlich schon: Mit einem Schalldämpfer kann man einen Schuss, besser gesagt dessen Schall, dämpfen, aber niemals lautlos machen, wie es in Filmen und Computerspielen oft dargestellt wird. Dass wenige Meter entfernt stehende Personen einen Schuss aus einer schallgedämpften Pistole oder gar einem Sturmgewehr nicht hören, ist unmöglich. Allein die Geräusche, die die Mechanik einer Waffe verursacht, sind weithin hörbar.

Der Sinn eines Schalldämpfers besteht darin, die sich ausdehnenden, heißen Explosionsgase in einen größeren Raum zu überführen und so den Druck der Explosion und damit den Knall abzuschwächen. Betrachtet man beispielsweise eine Pistole im Kaliber .45 ACP, so erzielt sie im normalen Zustand im direkten Umfeld eine Lautstärke von ungefähr 160 Dezibel. Das entspricht etwa der Lautstärke des Triebwerks einer Boeing, wenn man direkt danebenstehen würde. Man kann sich vorstellen, dass das nicht gerade gesund für die Ohren des Schützen wäre. Mit einem Schalldämpfer wird die Lautstärke auf 125 Dezibel heruntergebrochen – immerhin noch auf dem Niveau einer Kettensäge. Da erscheint es sehr logisch, dass beim Üben an der Waffe ein Gehörschutz getragen wird.

Zu diesen beiden Geräuschen kommt aber noch ein drittes hinzu: und zwar der Überschallknall des Projektils. Um diesen abzuschwächen, wurde sogenannte Unterschallmunition entwickelt, die eine geringere Pulverladung aufweist und dazu führt, dass das Projektil nicht die Schallmauer durchbricht. Sogar speziell für den Zweck der »Lautlosigkeit« entwickelte Waffen sind beim Auslösen für Umstehende problemlos hörbar. Das typische Schalldämpfergeräusch, wie wir es vom Fernseher kennen, kommt in der

Realität nicht vor. Schalldämpfer wurden primär für den Gehörschutz des Schützen entwickelt, was auch dazu geführt hat, dass sie mittlerweile auf der Jagd geführt werden dürfen. Sie dienen damit eher dem Arbeitsschutz als der Tarnung.

Verschanzt hinter Autotüren, Tischen und Bartresen

Gerne wird in Filmen gezeigt, wie sich der Held im Eifer des Gefechts einen Tisch schnappt und ihn umkippt, um sich dahinter zu verschanzen. Das ist kompletter Unsinn. Selbst eine dicke Eichenholztischplatte hält ein normales 9-mm-Vollmantelprojektil nicht auf. Auch der in Brennpunkten beliebte Wohnzimmertisch mit Fliesenbelag stellt keinen adäquaten Schutz dar. Für Bartresen aus Holz gilt das Gleiche. Das im Wohnbereich verbaute Holz ist schlicht nicht massiv genug, um einem Beschuss standzuhalten.

Ich muss auch schmunzeln, wenn ich in einer Serie sehe, dass Beschossene hinter einer Autotür in Deckung gehen. Das bringt so gut wie gar nichts. Der einzige Bereich an einem Auto, der zumindest teilweisen Schutz bietet, ist der Motorraum, in dem sich viele massive Metallbauteile befinden, die ausreichend dick sind, um Projektile zu bremsen.

Tod auf der Bundesstraße

Wie wenig Schutz vor Gewehrkugeln eine Autotür bietet, zeigt auch diese kuriose Geschichte, die eigentlich eher ein schlimmer Zufall ist. Auch hier war eine ballistische Expertise gefragt, denn bei Unfällen taucht unweigerlich die Frage auf: Wer war schuld?

Zwischenfälle wie der nun nachfolgend beschriebene sind in ihrer Wahrscheinlichkeit und aufgrund der Umstände vermutlich unwahrscheinlicher als der berühmte »Sechser im Lotto«. Sekunden und Millisekunden, Geschwindigkeiten und Winkel, alles muss stimmen, um vollkommen unbeabsichtigt ein Unglück mit diesen tragischen Ausmaßen zu verursachen. Umso wichtiger ist es dabei, dass bei der Aufklärung auf Spezialisten zurückgegriffen wird.

Im August 2018 fand in Bayern eine Drückjagd in einem Maisfeld statt. Nach Aussagen vor Gericht wurde diese organisiert, weil der Landwirt, welcher die Fläche bewirtschaftete, über hohe Wildschäden durch Wildschweine klagte. Hierbei muss man wissen, dass je nach Pachtvertrag (der den Jägern erlaubt, das an die jeweilige Fläche gebundene Jagdrecht auszuüben) auch eine Übernahme von verursachten Wildschäden geregelt werden kann. Dies soll dafür sorgen, dass die Jagdpächter ihrer Aufgabe nachkommen. Wenn Wildschweine in ein Maisfeld einfallen und sich dort wohlfühlen, können schnell Schäden von mehreren Tausend Euro entstehen, für die der Jagdpächter dann je nach vertraglicher Regelung haften muss. Also organisierte der spätere Angeklagte trotz Widerwillens eine Drückjagd. Der Widerwillen kam dabei auch nicht von ungefähr, sondern aus dem Wissen des Jägers, dass die Lage des Maisfelds nicht gerade ideal war: Es lag direkt an einer Bundesstraße, also gab es nur recht schmale Schussachsen, außerdem keinen ausreichenden Kugelfang. Und doch: Die Einschätzung des eigenen Schusses obliegt immer dem Schützen, er ist in vollem Umfang für das verantwortlich, was ein Schuss anrichtet.

Als während der Jagd Wildschweine aus dem Feld flüchten wollten, schoss der Jäger auf ein Tier. Die Kugel traf und durchschlug das Wildschwein. Leider hatte das Projektil noch ausreichend Restenergie, um auf der angrenzenden

Bundesstraße die Scheibe der Beifahrertür eines vorbeifahrenden Pkw zu durchschlagen und den Beifahrer zu verletzen. Für diesen kam jede Hilfe zu spät. So viel zum Thema Autotüren als Schutz.

Auf die besondere Gefahr von Geschossen, die bereits durch Materialkontakt verformt sind, habe ich schon mehrfach hingewiesen. So war es auch diesmal: Der getroffene 47-jährige Beifahrer trug aufgrund eines verformten und aufgestellten Projektils schwerste Verletzungen davon.

Ein vollkommen irrer Zufall: Bedenkt man, dass ein Projektil mit über 700 m/s den Lauf einer Jagdwaffe verlässt und der Pkw sich mit einer Geschwindigkeit von 100 km/h bewegt hat, dann bleibt nur der kleinste Bruchteil einer Sekunde, um diesen tödlichen Zwischenfall zu erklären. Dem Jäger wurden in der Verhandlung vor dem Landgericht Amberg zwei Verstöße vorgehalten. Zum einen habe kein ausreichender Kugelfang bestanden, und zum anderen sei in Richtung der Bundesstraße geschossen worden. Der Angeklagte gestand die Tat und zeigte große Reue, weshalb er zu einer Bewährungsstrafe von zwölf Monaten und einer Geldstrafe von insgesamt 30 000 Euro wegen fahrlässiger Tötung verurteilt wurde.

Als ich von diesem Fall hörte, dachte ich nur, was für ein Unglück das für beide sein musste: für die Angehörigen des Toten natürlich, aber auch für den Jäger. In derartigen Fällen wird niemand wieder glücklich. Der Schütze muss sich bis an sein Lebensende Vorwürfe darüber machen, dass er mit einer fahrlässigen, möglicherweise unüberlegten Handlung ein Menschenleben beendet hat. Die Hinterbliebenen müssen damit leben, dass sie einen Sohn, einen Freund oder einen Kollegen von einer Sekunde auf die nächste verloren haben. Die Tragik ist kaum in Worte zu fassen und sollte dennoch als mahnendes Beispiel für alle Jäger nicht verschwiegen werden. Die Grundregeln der jagdlichen Waffenhandhabung sind nicht schwer, und man sollte sich immer dessen bewusst sein, dass es nur Millisekunden sind, die über Leben und Tod entscheiden.

Den Hut vom Kopf schießen

In vielen Westernfilmen sieht man, wie jemandem der Cowboyhut vom Kopf geschossen wird – eine unrealistische Darstellung. Das zeigt, dass weder die Filmemacher noch die Zuschauer im Physikunterricht gut aufgepasst haben. Die Trägheit, die der Hut besitzt und ihn in Ruhe auf dem Kopf liegen lässt, ist zu groß. Das Projektil hat keine ausreichende Möglichkeit, Energie auf den Hut zu übertragen, da es die beiden Stoffschichten leicht durchdringt und dabei sehr wenig Energie auf einer relativ kleinen Fläche abgibt. Zum Vergleich: Ein Tennisspieler hätte mit einem gezielten Aufschlag wesentlich bessere Chancen, einen Hut vom Kopf eines Cowboys zu schießen, da der Tennisball seine gesamte Energie nicht zur Durchdringung nutzt, sondern zur Deformation der Oberfläche. Somit wird viel mehr Energie übertragen und die Trägheit des auf dem Kopf ruhenden Hutes überwunden.

Münchhausen auf der Kanonenkugel

Auch beim berühmten Ritt auf der Kanonenkugel des Barons von Münchhausen spielt die Trägheit eine wichtige Rolle. Ich denke, hier ist den meisten Zuschauern klar, warum dieses Ereignis reine Fantasie ist: Eine Kanonenkugel wäre für einen Menschen schlicht nicht zu greifen, wenn sie die

Mündung der Kanone verlässt, und selbst wenn dies gelänge, würden durch die sofort einwirkenden Kräfte schwere körperliche Schäden zu erwarten sein. Vermutlich wären dem Baron die Arme aus den Schultergelenken gerissen worden – das wäre aber dann ein ganz anderer Film geworden.

Das Gesetz der Trägheit wird nachvollziehbar, wenn man sich Videos von Kindern anschaut, die mittels Pfeil und Bogen lockere Milchzähne aus dem Mund befördern. Pfeil und Zahn sind über eine Schnur verbunden, wird der Pfeil dann abgeschossen, überträgt sich die dem Pfeil mitgegebene Energie durch die Schnur auf den wenige Gramm schweren, lockeren Zahn. Die Kraft wirkt am lockeren Zahn, die Trägheit des restlichen Körpers bildet einen Widerstand.

Das nächste Problem für den Baron von Münchhausen wäre der enorme Luftwiderstand, dem er sich ausgesetzt sähe, selbst wenn er es schaffen würde, auf die Kanonenkugel hinaufzukommen. Der Kugeldurchmesser einer »Zwölfpfünderkanone« beträgt ungefähr 12 cm. Die Kugeln flogen, je nach Ladung, zwischen 100 und 200 m/s. Das entspricht 360 bis 720 km/h. Münchhausen hätte also einen für das Projektil viel zu großen Luftwiderstand erzeugt und es relativ schnell zum Absenken seiner Flugbahn gebracht. Wenn er nicht längst selbst vom Luftwiderstand von der Kugel geweht worden wäre. Doch wir alle kennen ihn als Lügenbaron, wir erwarten ja gar nicht, dass so ein Kugelritt gelingen könnte. Die Macher von Krimis und noch mehr von Westernfilmen aber sollten es besser wissen, als uns immer wieder Märchen über das Verhalten abgeschossener Kugeln und ihrer Wirkung zu erzählen.

15 DIE KRIMINALISTIK HINTER DEM SCHUSS

Ein- und Ausschuss

Rein …

Die Differenzierung zwischen Ein- und Ausschuss ist eine der wichtigsten Befunde, die noch am Tatort die weitere Ermittlungsarbeit beeinflussen können. Die Polizeibeamten bemühen sich, erste Aussagen zur Schussrichtung zu treffen, denn so erhalten sie wichtige Hinweise darüber, wo der Täter gestanden haben könnte und wo sich das Opfer befand. Auch auf die Körperhaltungen lassen Ein- und Ausschusslöcher Rückschlüsse zu. Nur bei Schrotschüssen gestalten sich diese Überlegungen etwas schwieriger.

Der Einschuss ist in den meisten Fällen durch seine kreisrunde Erscheinung mit mehreren klar voneinander abgrenzbaren Ringen zu erkennen. Bei schrägen Schüssen kann der Einschussdefekt auch oval erscheinen. Im Inneren befindet sich der eigentliche Stanzdefekt, den das Projektil bei der Durchdringung der Hautschicht erzeugt. Unabhängig von der Projektilart, dem Kaliber und der weiteren Ausformung der temporären Wundhöhle entspricht der Durchmesser dieser Verletzung immer in etwa dem Kaliber. So kann man anhand des Einschusslochs relativ sicher sagen, wie groß die verwendete Munition ungefähr war.

Auch über die Schussentfernung sagt das Einschussloch viel aus. Am Rand des Schussdefektes befindet sich der sogenannte Abstreifring. Hier lagern sich Reste von Schmauch, Ruß und Schmutz ab, die, wie es der Name vermuten lässt, vom Geschoss abgestreift werden. Auch Faserrückstände aus durchdrungener Kleidung finden sich hier. Dieser dünne Ring erscheint in der Regel schwarz.

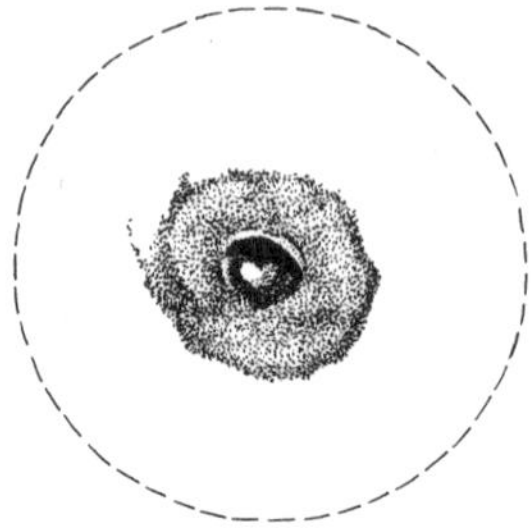

Nach außen hin, etwas größer im Radius, folgt der sogenannte Schürfsaum, der allerdings nichts mit einer Abschürfung zu tun hat, wie Untersuchungen mit Hochgeschwindigkeitskameras gezeigt haben. Vielmehr entsteht eine Prellung, wenn das Projektil auf die elastische Lederhaut trifft. So entstehen um den Schussdefekt herum kleine Einrisse, die innerhalb der Millisekunden der Schusseinwirkung einen oberflächlichen Gewebeverlust erzeugen. Optisch sieht es ein bisschen nach vertrockneter Schürfwunde aus, bräunlich rot. Der Schürfsaum ist bei schrägen Treffern asymmetrisch und lässt eine grobe Richtungsbestimmung zu.

Der äußerste Ring um den Einschuss ist der Dehnungssaum, auch Kontusionshof genannt. Durch die schnelle Verdrängung von Gewebe durch die dem Projektil vorauseilende Luft und einen Unterdruck unmittelbar hinter dem Projektil wird schlagartig Energie in das Gewebe um den Einschuss herum übertragen.

… und wieder raus

Der Ausschuss kann verschiedene Formen annehmen und auch manchmal gar nicht nach einer Schussverletzung aussehen. Das ist entscheidend davon abhängig, welches Projektil in welche Körperregion getroffen hat. Ausschüsse können gerade bei Teilmantelgeschossen oder instabilen Geschossen teils drastische Ausmaße annehmen.

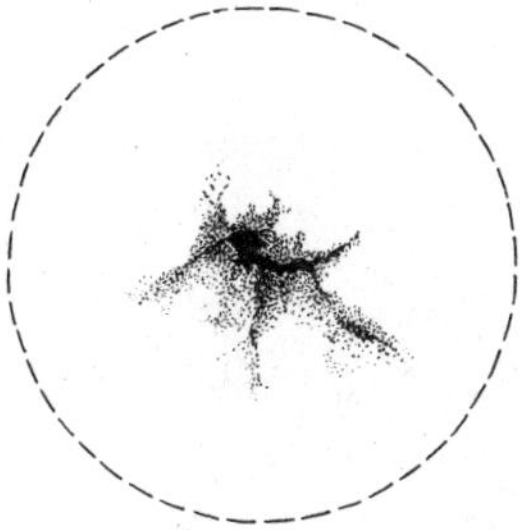

Ausschuss (schematisch)

Ausschüsse, die durch Vollmantelprojektile verursacht wurden, haben in den meisten Fällen adaptierbare Wundränder zur Folge und eine schlitz- oder sternförmige Ausprägung. Man kann also durch das Aneinanderlegen der Wundränder augenscheinlich die Wunde wieder schließen. Ein zentraler, eng abgegrenzter Gewebedefekt wie beim Einschuss ist hier eher selten. Dies ist damit zu erklären, dass die Haut von innen nach außen eher elastisch aufreißt und die Kugel ihre temporäre Wundhöhle an unterschiedlichen Stellen des Schusskanals verschieden stark ausprägt. Wird das Geschoss im Körper abgelenkt oder deformiert, kann es auch ganz andere Ausschüsse erzeugen. Manche können sogar wie Stichwunden aussehen. Wichtig für die Ermittler ist hierbei, zu wissen, dass bei Nahschüssen Pulver- und Verbrennungsrückstände am Ausschuss sowie der Abstreifring fehlen. Gerade bei hochrasanten Durchschüssen durch

Weichgewebe können Ausschüsse auch wie ein Einschuss aussehen.

Treffer am Knochen

Trifft eine Kugel auf einen Knochen, kann so einiges damit passieren. Während ein Einschuss mit einem Vollmantelprojektil am Knochen auch meistens rund und abgrenzbar ist, so bricht der Ausschuss trichterförmig und scherbenartig aus. Deshalb sieht ein erster Einschuss am Schädelknochen von außen immer rund aus; im Schädelinneren dagegen ist er meist trichterförmig geweitet, Knochenfragmente sind abgeplatzt. Setzt das Projektil mit ausreichender Energie seinen Weg fort, entsteht auf der gegenüberliegenden Innenseite des Schädelknochens eine rundliche Stanzmarke und auf der Außenseite nochmals ein trichterförmiger Ausbruch. Wenn man das weiß, kann man am Schädel relativ schnell erkennen, aus welcher Richtung eine Person getroffen wur-

EIN- UND AUSSCHUSS AM SCHÄDEL (SCHEMA)

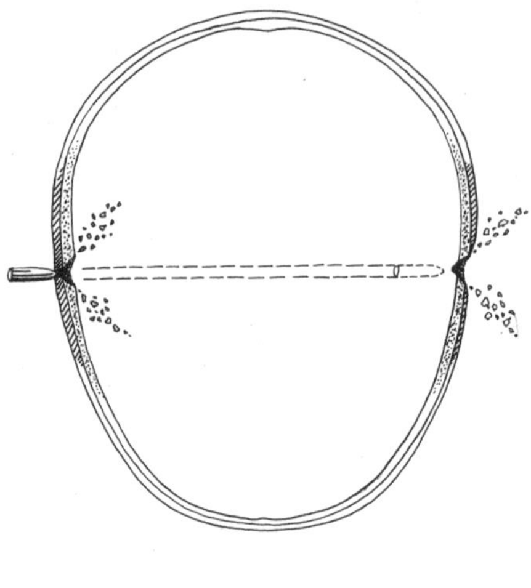

de. Langknochen bleiben bei ausreichendem Durchmesser bei einem Durchschuss mit einem Vollmantelprojektil intakt, während sie bei einem Teilmantelgeschoss massiv zerstört werden, was dazu führt, dass entweder eine sehr aufwendige Operation durchgeführt werden muss oder eine Amputation die einzige Lösung bleibt. Wichtig ist dabei, dass die äußere Schicht des Knochens, das Periost, auch Knochenhaut genannt, intakt bleibt. Diese Schicht dient der Versorgung und Heilung des Knochens. Ist sie großteilig zerstört, ist es viel schwieriger, den Knochen zu erhalten.

Und zwischendrin? Der Schusskanal

Der Schusskanal ist der Teil der Schussverletzung, der am stärksten von der Waffen- und Projektilart abhängig ist. Die *permanente* Wundhöhle stellt den Schaden dar, der durch das Projektil dauerhaft verursacht wird. Es ist ein Bereich, den das Projektil direkt selbst zerstört. Das ist bei einem Vollmantelprojektil tatsächlich oft nur ein Kanal mit dem Durchmesser des Geschosses, solange es sich nicht verformt oder als Querschläger oder Ricochet in den Körper eindringt.

Die temporäre Wundhöhle resultiert aus der Energieabgabe des Projektils im Körpergewebe. Handelt es sich um ein entsprechend großes Geschoss, das viel Energie abgibt durch Verformung oder Fragmentierung, kann das für den Getroffenen schlimmste Verletzungen bedeuten. Wer zum Beispiel von einem Teilmantel-Jagdprojektil aus einer Distanz von 100 Metern getroffen wird, bei dem bildet sich unmittelbar nach dem Einschuss eine Wundhöhle, in die bequem eine Grapefruit hineinpasst – und das auf einer Länge von 20 Zentimetern. Dies resultiert aus der maximalen

Energieabgabe durch die Vergrößerung des Geschossquerschnitts – das getroffene Tier soll nach Möglichkeit schnell sterben und nicht leiden.

Die Schussentfernung

In der Kriminalistik unterscheidet man drei wesentliche Schussentfernungen, die durch ihre Erscheinung klar voneinander abgrenzbar sind.

Aufgesetzt

Bei einem aufgesetzten Schuss berührt die Laufmündung die Körperoberfläche. Durch diesen Kontakt haben die Pulvergase nicht die Möglichkeit, zur Seite hin zu entweichen, und dringen mit in den Schusskanal ein. Es entsteht eine sogenannte Schmauchhöhle unter der Haut, die aufgrund des verbrannten Pulvers schwarz bis schwarzgrau erscheint. Diese kann sich je nach Waffentyp oberflächlich befinden, aber auch tief in den Schusskanal hineinreichen.

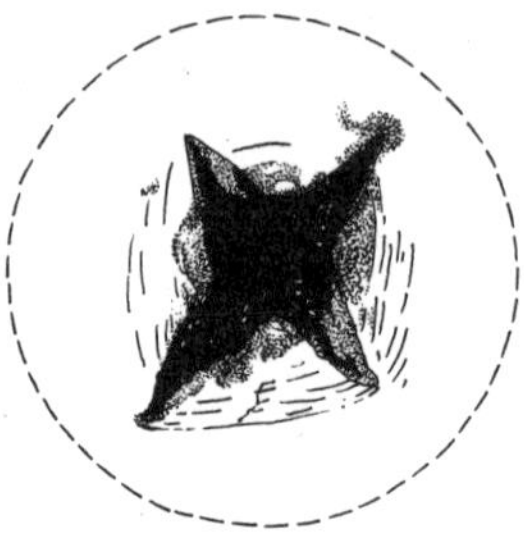

Einschuss bei aufgesetztem Schuss am Kopf

Durch die Dehnung der Haut wird diese gegen die Waffenmündung (man spricht vom Gesicht der Waffe) gepresst, was zur Folge hat, dass die Form der Mündung in die Hautoberfläche eingeprägt wird. Diese Erscheinung wird als »Stanzmarke« bezeichnet.

Schmauchhöhle und Stanzmarke sind ein wichtiger Hinweis auf Kontaktschüsse. Außerdem gibt es beim Schädel eine Besonderheit, wenn es um aufgesetzte Nahschüsse geht: Durch den Gasdruck füllt sich die Wundhöhle zwischen Haut und Knochen mit Gas; die Haut wird überdehnt und platzt auf. Dadurch gelangen Verbrennungsrückstände ins Schädelinnere. Immer wieder wird dabei von Schmauch gesprochen, was nicht ganz korrekt ist. Schmauch bezeichnet nur die mikroskopisch kleinen, elementaren Rückstände des verbrannten Pulvers. Bei dem dunklen Niederschlag, der bei einem aufgesetzten Schuss sichtbar wird, handelt es sich um Ruß, unverbrannte Pulverrückstände und Verbrennungen durch die Hitze der Pulvergase.

Solche Spuren können für die Polizei wichtige Hinweise liefern, gerade wenn es darum geht, ob der Tote sich die Schusswunde selbst beigebracht hat oder ob jemand anderer im Spiel war. Meist geht man bei einem aufgesetzten Schuss von einem Suizid aus. Dies ist aber immer anhängig, wo der Schuss wie positioniert wurde. Dann überprüft man, ob die Stanzmarke wirklich zum Waffengesicht der Tatwaffe passt. Da die meisten Faustfeuerwaffen ein Korn auf der Mündung haben oder über andere charakteristische Strukturen verfügen, kann auch rekonstruiert werden, wie der Schütze die Waffe gehalten hat.

Relativer Nahschuss

Sobald die Waffenmündung nicht mehr aufgesetzt ist und das Pulvergas zur Seite entweichen kann, spricht man von einem relativen Nahschuss. Auch diese Schussentfernung hat charakteristische Erscheinungsbilder. Diese lassen sich nochmals in zwei Untergruppen unterteilen. So gibt es den »näheren« relativen Nahschuss und den »weiteren« relativen Nahschuss. Je nach Waffenart können hier die Bilder variieren.

Bei einem Nahschuss findet man eingesprengte Pulverrückstände in Haut und Bekleidung. Meistens sind sie ringförmig um den Stanzdefekt des Einschusses ausgerichtet und schwärzlich verfärbt. Bei näheren relativen Nahschüssen kann die Oberfläche durch heiße Pulvergase verbrannt sein. Hier lagern sich noch die leichteren Schmauchpartikel zusätzlich zu den schweren unverbrannten Fragmenten des Pulvers mit ab. Bei weiteren Nahschüssen findet man nur noch die Pulverrückstände in einem größeren Umkreis um den Einschuss. Diese Ausdehnung kann in der Rekonstruktion zu einer genaueren Bestimmung der Schussentfernung, aber auch der Schussrichtung herangezogen werden.

Fernschuss

Steht der Schütze noch weiter vom Getroffenen entfernt, bei Faustfeuerwaffen in der Regel weiter als zwei Meter, wird von einem Fernschuss gesprochen, da keine Schmauch- und Rußablagerungen mehr festgestellt werden können. Der Fernschuss ist dabei durch das Fehlen von Nahschusszeichen charakterisiert.

Blut

Blutspuren und ihre Blutspurenmuster entstehen bei Schüssen immer, selbst wenn es sich nur um die mikroskopischen Schleuderspuren bei einem Streifschuss handelt. Kriminalistisch gibt es bei Blutspritzern mehrere Fragestellungen, die geklärt werden können. Arbeitet man diesen Fragenkatalog ab, kann man einige Rückschlüsse auf Tatabläufe erhalten.

Die durch Schusseinwirkung verursachten Blutspuren sind teilweise sehr unterschiedlich und in ihrer Form einzigartig. Es gibt typische Blutspuren, die durch ein Herabtropfen aus Verletzungen entstehen, aber auch hochdynamische Spritzmuster, beispielsweise bei Treffern am Hals, wenn eine Schlagader verletzt wurde. Mit dem Blut vermischen sich oft Gewebeteile oder Knochensplitter. Große Lachen werden häufig dort gefunden, wo eine Leiche liegt, die nach außen verblutet ist, denn die Todesursache nach Schusswunden ist häufig ein hoher Blutverlust.

Im Laufe der Ermittlung werden die aufgefundenen Blutspuren weiter unterteilt: in primär, also durch die Schusseinwirkung entstandene, und in sekundär, also infolge von schusswaffenbedingten Verletzungen verursachte. Wird also beispielsweise der Hals wie zuvor beschrieben an der Halsschlagader verletzt, entstehen komplexe Spritzmuster in der Umgebung. Kann sich das Opfer noch bewegen und fliehen, wird das Blut über weitere Entfernungen verteilt, was Rückschlüsse auf die Fluchtrichtung zulässt. So lässt sich klären, ob eine Person, nachdem sie getroffen wurde, noch handlungsfähig war. Dies spielt eine wichtige Rolle in der juristischen Bewertung.

Ist die Luftröhre oder die Lunge betroffen, findet man in den Blutspritzern kleine eingeschlossene Luftblasen. Durch ein Husten können Wolken aus kleinsten solcher Spuren entstehen. Auch ein längeres Verharren an einer Stelle kann charakteristische Spuren erzeugen. Wenn Blut in Blut tropft, entstehen um den Haupttropfen kleinere Tröpfchen.

Die Sekundärspuren können aber auch problematisch sein, indem sie die Primärspuren verschleiern oder diese komplett überdecken. Und natürlich wird es immer schwierig, Blutspuren richtig zu deuten, wenn Rettungskräfte durch Tatorte gegangen sind, um Verletzten zu helfen. Dann legt man oft eine Schneise fest, innerhalb derer sich das Rettungspersonal bewegen darf – aber: Menschenleben gehen selbstverständlich immer vor!

Gerade bei weitläufigeren Tatorten ist es schwierig, alle Spuren zu erfassen. Alle Leser der berühmten Kay-Scarpetta-Romane dürften außerdem wissen, dass man in Innenräumen Blutspuren beispielsweise mit Luminol sichtbar machen kann.

Bei einem Teil des primären Blutspurenmusters durch das direkte Einwirken des Geschosses auf den Körper spricht man häufig auch von Rückspritzspuren oder von »Backspattern«. Die Backspatter lagern sich nicht nur auf dem Opfer, sondern auch in bestimmbaren Entfernungen auf den Schützen und sogar im Waffenlauf ab. Hier ist sogar eine molekulargenetische Bestimmung des Blutes möglich. Backspatter an der Schusshand sprechen so dafür, dass der Schuss auf einer Nahdistanz abgegeben wurde. Bei Selbstmorden ist manchmal anhand der Rückspritzspuren eine Plausibilitätsprüfung möglich, ob die betreffende Person sich selbst umgebracht hat oder ob die Situation konstruiert wurde.

Am Ausschuss verlagern sich die Blutspritzer mit der Flugrichtung des Projektils. Je nach Größe und Form des Ausschusses und der verwendeten Munition können so ausgeprägte Spritzmuster entstehen. Gerade in Räumen sind diese meist um Schussdefekte in Wänden oder Möbeln verteilt.

Schmauch

Die Auswertung von Schmauchspuren ist kein Bestandteil der Wundballistik, sondern ein nachgeordnetes Segment. Sie dient aber in vielen Fällen ebenfalls der Plausibilitätsüberprüfung. Das Wort »Schmauch« setzt sich als Wortneuschöpfung aus »Schmutz« und »Rauch« zusammen, wobei hier eher der Ruß gemeint ist. In Krimiserien hört man oft den Satz »Und was ist mit Schmauchspuren?« oder »Wurden Schmauchspuren festgestellt?«. Das hat längst dazu geführt, dass heutzutage selbst Polizisten, Staatsanwälte und allen voran Verteidiger, welche sich auch gerne theatralisch im gespielten Unwissen suhlen, davon ausgehen, dass alle Rückstände, die die Gaswolke der Waffe hinterlässt, als Schmauch zu bezeichnen sind. Bei Schmauch handelt es sich aber nur um einen meist mikroskopisch kleinen Teil der Rückstände. Der Rest sind Ruß oder unverbrannte Pulverpartikel sowie Abbrand von Schmier- und Reinigungsmitteln aus der Waffe. Würde man Schmauch tatsächlich sehen, wären alle Polizeiuniformen und Innenräume von Polizeifahrzeugen staubig verschmutzt.

Mit der Explosion der Treibladung und der Zündung durch das Zündelement werden unterschiedliche chemische Bestandteile freigesetzt. Diese sind zum Teil organische Kohlenstoff- und Stickstoffverbindungen, aber auch anorganische in Form von reinen Elementen. Für dieses Spezialgebiet sind Profis nötig, die an den Landeskriminalämtern und beim Bundeskriminalamt angestellt sind und sich mit chemischen Spuren auskennen. In der Forensik wird die Schmauchanalyse für vielfältige Fragestellungen eingesetzt. So können Rekonstruktionen durchgeführt und Fragestellungen zur Selbst- und Fremdbeibringung sowie zur Schussentfernung und zum Ort der Schussabgabe gemacht werden. Darüber hinaus ist es möglich, den Ein- und Ausschuss voneinander zu differenzieren und Tatbeteiligungen nachzuweisen.

Das ist äußerst knifflig, denn jeder Polizist, jeder Polizeiwagen und eigentlich sämtliche Dienstkleidung sind, wie bereits erwähnt, von Schmauch besetzt. Das liegt daran, dass das Schießtraining der Polizisten in Uniform stattfindet. Um keine Verwechslungen zu den bei Tatorten gefundenen Schmauchspuren zu haben, werden der Dienstmunition zusätzlich seltene chemische Elemente als Markierung beigemengt. Dies kann Gadolinium (Gd) oder Gallium (Ga) sein. Mittlerweile wird die Schmauchanalyse beim FBI eher kritisch betrachtet, da in einem Land wie den USA eine ausgelebte Schusswaffenkultur Schmauch überall vermuten lässt. Ich selbst habe regelmäßig das Glück, an Flughäfen für Sprengstofftests herausgefischt zu werden. Ein ums andere Mal werde ich dann gefragt, ob ich mit Schusswaffen zu tun habe. Die Detektion der Geräte ist so exakt, dass sogar an meinen Rucksäcken, die nicht mit auf dem Schießstand waren, Rückstände gefunden werden. In meinem Büro würde es vermutlich nicht anders aussehen. Ich besitze eine Sammlung an verschossenen Patronenhülsen und Geschossen, die vermutlich mein kleines Büro mit Schmauch kontaminiert haben.

Schmauchspuren können durch chemische Untersuchungen Rückschlüsse auf die verwendete Munition zulassen, während die Schmauchbilder einiges über den verwendeten Waffentyp erzählen. Halbautomatische Pistolen erzeugen hauptsächlich nach vorn und über den Hülsenauswurf Schmauchspuren, Revolver sind eher im Bereich der Trommel und der Mündung stark von Schmauchauswurf betroffen.

Die Sicherung von Schmauchspuren sollte bei der Feststellung von Tatverdächtigen schnellstmöglich erfolgen. Dazu werden die Hände der Person in atmungsaktive Papiertüten eingeschlagen. Kurioserweise kommt es immer wieder vor, dass Plastiktüten verwendet werden, wenn die Kommunikation von Kriminaltechnik zu Schutzpolizei nicht richtig funktioniert. Durch das Schwitzen der Hände wird in solchen Fällen die Spurenlage mit hoher Wahrscheinlichkeit unbrauchbar.

Verletzungen beim Schützen

Häufig finden sich an der Hand des Schützen ebenfalls Verletzungen. Das kommt entweder durch eine falsche Handhabung der Waffe oder daher, dass der Schuss zu hastig abgegeben wurde. Deshalb untersucht die Rechtsmedizin auch immer die Tatverdächtigen. An den Händen finden sich dann gegebenenfalls sogenannte Schlittenverletzungen, die dadurch entstehen, dass bei einem halbautomatischen Nachladevorgang einer Pistole der obere Teil der Waffe, der Verschluss, auch Schlitten genannt, nach hinten schnellt und eine neue Patrone nachlädt. Je nach Waffenhaltung kann dabei der Daumen, der Zeigefinger oder der Handrücken verletzt werden. Auch Prellungen durch einen zu starken Rückstoß oder durch eine falsche Waffenhaltung können sichtbare Verletzungen am Schützen verursachen. Falsch justierte Zielfernrohre oder fehlende Schutzringe aus Gummi führen bei Jägern regelmäßig zu schmerzhaften Schnitten im Bereich der Augenbraue. Meine beiden Jagdkameraden wissen beim Lesen dieser Passage genau, wer gemeint ist.

Selbst- oder Fremdbeibringung

Backspatter oder Verletzungen an der Hand sind häufig wichtige Hinweise darauf, ob sich jemand selbst erschossen hat oder ob eine Schusswaffe von einem Fremden in die Hand des Toten gelegt wurde. Zusätzlich misst man auch noch die Länge der Waffe und die Länge des Armes des Opfers aus. Daran kann man – gerade bei Langwaffen – recht einfach erkennen, ob es überhaupt möglich war, sich mit der Waffe selbst zu töten.

Aber nicht nur bei Suiziden wird so verfahren. Denn oft wenden Verteidiger die Taktik an, den Toten des Suizids oder der Selbstbeibringung zu verdächtigen. »Hätte sich das Opfer die Verletzung nicht auch selbst beibringen können?«, ist dann meist die Frage. Dies alles gehört zur Plausibilitätsprüfung bei den Ermittlungen. Für diverse Schussrichtungen und Einschusswinkel und damit einhergehende Schussentfernungen prüfen wir, ob schlichtweg die Arme zu kurz sind oder die Opfer die Arme hätten unnatürlich verrenken müssen. Wenn man an diese Fragen logisch herangeht, kann man meist schnell erkennen, ob es sich bei einem Todesfall durch Schusswunde um einen Suizid handeln könnte.

16 REGELN UND GESETZE

Im Umgang mit Schusswaffen gibt es verschiedene allgemeingültige Regeln und Richtlinien, die in einzelnen Gesetzen und Unfallverhütungsvorschriften aufgelistet sind und damit auch eine rechtliche Festschreibung erfahren haben. Wie wichtig es ist, die elementaren Regeln zum Schusswaffengebrauch einzuhalten, zeigen verschiedene Beispiele in diesem Buch.

Ein Schuss ins Knie

Vor allem bei der Jagd kommt es immer wieder zu schrecklichen Unfällen, wenn die Regeln nicht eingehalten werden. So erging es leider auch dem 17-jährigen Justus L. Als viertes von fünf Kindern war er oft gemeinsam mit seinem Vater, einem Landwirt, auf der Jagd gewesen. Er machte eine Lehre als Forstwirt und strebte ebenfalls den Jagdschein an, weshalb er regelmäßig als Treiber an Drückjagden teilnahm.

Als er eines Tages von einem Nachbarn erfuhr, dass sich im Schilfgürtel eines nahen Tümpels Schweine befanden, verabredete er sich mit seinem Freund Paul S., um die Schweine für den Nachbarn aus zwei Richtungen aus dem Schilf zu drücken. Unter »Drücken« versteht man in der Jägersprache das Vorgehen, mit leichter Unruhe Wild aus seiner Deckung herauszubewegen. Dies muss jedoch vorsichtig passieren, da das Wild sonst zu schnell seine Deckung verlässt und der Jäger nicht mehr richtig zielen kann. Deshalb versucht man durch Rufen, Klatschen und Rascheln oder indem man Hölzer aneinanderklopft, die Tiere zur Bewegung zu animieren.

Justus und Paul vereinbarten, aus zwei Richtungen in den Schilfgürtel zu gehen, sodass die Wildschweine als Fluchtrichtung nur die frei einsehbare Schilfkante an einem Stoppelacker auf der anderen Seite des Tümpels zur Verfügung hatten. Dort sollte der Nachbar, Jörg M., mit seinem Gewehr im Kaliber 8 × 57 IS warten. Dieses Kaliber ist weit verbreitet und wurde zur Kaiserzeit in Deutschland erfunden. Es war das Standardkaliber des Deutschen Militärs in beiden Weltkriegen und sowohl als Gewehr- als auch als Maschinengewehrmunition im Einsatz. Es findet in vielfältigen Ausführungen Anwendung bei der Jagd und zählt heute zu den am meisten verbreiteten Jagdkalibern.

Paul und Justus zogen sich also ihre orangenen Warnwesten an, um gut sichtbar zu sein, und machten sich auf den Weg zu ihren Startpunkten. Im nassen, unwegsamen Gelände kamen die beiden Treiber nur langsam voran. Das Schilf war ungefähr zwei Meter hoch, sodass es den beiden jungen Männern nur ungefähr möglich war, die Richtung zur Schilfkante zu halten. Die Geräusche der Umgebung wurden durch das Gestrüpp gedämpft, nur das Schnattern der Stockenten auf dem Tümpel war noch zu hören. Ab und zu wurde die Stille von einem Ruf wie »Hopp« oder »Heyja« oder durch ein Klatschen durchbrochen. Der typische Geruch von Wildschweinen hing in der Luft. Plötzlich gab es einen Knall, und Justus spürte, wie ihm etwas gegen das rechte Knie trat.

Als er den nächsten Schritt durch den Matsch wagen wollte, löste sein Gummistiefel sich nicht aus dem Schlamm. Justus fasste sich ans Knie, das unbeweglich war und heftig schmerzte. Gleichzeitig rief er nach seinen beiden Begleitern, aber nichts geschah. Erst als er Paul mit dem Handy erreichte, wurde auch der Jäger auf die beiden aufmerksam. Bewegungsunfähig stand Justus im Schilf und wartete, bis die beiden anderen ihn erreicht hatten. Jörg M. schaute sich die Verletzung an und entdeckte knapp unterhalb des rechten Knies ein kleines rundes Loch in der Hose, umgeben von einem kleineren Blutfleck.

Gestützt von Jörg M. und seinem Kumpel Paul, humpelte Justus unter Schmerzen zum Pick-up des Jägers. Als er die Hose endlich ausziehen konnte, sah er unterhalb der Kniescheibe eine leicht blutende Verletzung von ungefähr einem Zentimeter Durchmesser. Zuerst dachte er an einen Unfall. Vielleicht hatte er sich einen morschen Koppelpfahl oder eine alte Stange, die im Schilf vergessen worden war, ins Knie gerammt. Als Jörg M. seinen Verbandskasten aus dem Pick-up holte und die Wunde versorgen wollte, traute er seinen Augen nicht. Denn unter dem Blut war deutlich das hintere Ende eines Projektils in der Wunde erkennbar. Völlig irritiert versorgte er die Wunde und brachte Justus in die Notaufnahme einer nahen Klinik. Dort wurde auf einer Röntgenaufnahme des rechten Knies ein vollständig erhaltenes Projektil, das das Kniescheibenband perforiert hatte und mit seiner Spitze fast den Gelenkknorpel berührte, sichtbar. Es wurde in einer kleinen Operation und ohne Komplikationen entfernt.

Der OP-Bericht las sich genauso ungläubig wie die Vernehmungsprotokolle der Polizei. Justus L. gab das Geschehen so wie gerade geschildert zu Protokoll. Paul S. hatte nur einen Knall gehört, aber keine weiteren Angaben zum Vorfall zu machen. Als die Polizisten Jörg M. befragten, gab dieser an, auf ein Schwein geschossen zu haben. Er beharrte aber darauf, dass die Schussrichtung eine völlig andere gewesen sei, außerdem habe er das Schwein gar nicht getroffen, und die Kugel sei wahrscheinlich in der nahen Böschung gelandet.

Den Polizisten war bald klar, dass hier etwas nicht stimmen konnte. Wer hatte nun recht? Um das herauszufinden, musste weiter ermittelt werden. Da es sich bei einer Körperverletzung, ob mit oder ohne Schusswaffe verursacht, um ein sogenanntes Offizialdelikt handelt, also um eine bestimmte Art von Straftat, muss diese von der Staatsanwaltschaft strafrechtlich verfolgt werden, auch wenn das Opfer wie in Justus' Fall auf eine Anzeige verzichtet. Dies führte nun dazu, dass sowohl das Projektil als auch die Waffen und die Munition von Jörg M. sichergestellt wurden. Vergleichsschüsse zeigten relativ eindeutig, dass die am Tag des Zwischenfalls verwendete Waffe und die Munition mit dem asservierten Projektil aus dem Knie von Justus L. übereinstimmten.

Mit der Angabe von Jörg M., er habe auf ein flüchtendes Schwein und in Richtung einer Böschung geschossen, stimmte nachweislich etwas nicht. Da abprallende Geschosse auch bei der Jagd keine Seltenheit sind, wurde ein Termin vor Ort anberaumt, wo der Schütze genau angeben sollte, wo und wie er geschossen hatte.

Bei diesem Ortstermin wurde klar, dass ein wesentlicher Sicherheitsaspekt vernachlässigt worden war. Normalerweise steht man bei Drückjagden auf mittelhohen Drückjagdböcken, also kleinen Konstruktionen aus Holz. Dadurch hat man einerseits eine bessere Übersicht über das Schussfeld, andererseits wird die Kugel automatisch von oben nach unten abgefeuert, sodass der Boden einen guten Kugelfang bildet. An dem Teich des Geschehens gab es sogar einen solchen Drückjagdbock, allerdings stand dieser 20 Meter weit entfernt. Die Polizeibeamten wollten wissen, warum Jörg M. diesen nicht benutzt habe. Er gab an, der alte Bock sei marode – was sich bei einer Überprüfung als falsch herausstellte.

Eine Feinheit der gutachterlichen Bewertung des Projektils wurde aber vorerst übersehen. Bei der verwendeten Munition handelte es sich um ein Teilmantel-Deformationsgeschoss. Bei diesen Kugeln besteht die Spitze nicht aus Metall, sondern aus Hartplastik. Trifft diese Spitze auf ein weicheres Gewebe, bildet es einen Widerstand zum dahinterliegenden Metall und führt dazu, dass sich das Metall in vier lockenähnliche Späne aufdrückt. Das Projektil aus dem Knie hatte allerdings seine Plastikspitze verloren. Diese wurde nicht in der Wunde gefunden. Als ich mir das Projektil unter dem Mikroskop anschaute, erkannte ich in dem Loch in der Kugelspitze Pflanzenfasern. Diese hatten eine dünne, längliche Struktur und waren fest in die Position eingepresst, an der normalerweise die Plastikspitze sitzt. Diese Pflanzenfasern waren eher dem Riedgras im Pflanzengürtel zuzuordnen als dem grünen, schattenliebenden Bewuchs in der Böschung. Ein weiterer Punkt, der unsere Theorie bestätigte und die Aussage des Schützen umso zweifelhafter machte. Es konnte einfach nicht sein, dass er Richtung Böschung gezielt hatte.

Da ein aufwendiges wundballistisches Gutachten sehr teuer ist und den Streitwert in diesem Fall überstiegen hätte, verzichtete das Gericht darauf, eines anzufordern. Die ballistische Einschätzung des Falls diskutierte ich dann trotzdem noch: bei der nächsten Kaffeerunde mit meinen Kollegen. Unser Fazit dabei war eindeutig: Justus L. hatte unglaubliches Glück gehabt. Die einzelnen Halme des Schilfgürtels bildeten für das Projektil viele kleine, elastische Hindernisse. Es hatte vermutlich mehrere Hundert Halme durchschlagen und wurde von Halm zu Halm immer weiter abgebremst. So verlor sich irgendwann die Plastikspitze, und die Auftreff-fläche als auch die Bremswirkung wurden dadurch noch vergrößert. Mit seiner Restenergie drang das Geschoss dann in den vergleichsweise weichen Teil des Knies von Justus L. ein. Unter anderen Umständen wäre bei einem direkten Treffer in diesem auch chirurgisch schwierigen Bereich vermutlich eine Amputation nötig gewesen. Die Zerstörungskraft von Jagdprojektilen übersteigt die von militärisch genutzten Geschossen um ein Vielfaches, da der Tod ja das Ziel des Schusses ist. Bei Treffern auf knöchernes Gewebe wird diese Wirkung sogar noch vergrößert, da das Geschoss instabiler wird und sich leichter durch den Widerstand aufstellen oder verformen kann, was zusätzliches Gewebe zerstört. Der Vorfall ist für alle Beteiligten sehr glimpflich ausgegangen.

Er zeigt aber sehr deutlich, wie wichtig die allgemeinen Regeln im Gebrauch mit Schusswaffen sind und dass man sie jederzeit ernst nehmen und befolgen sollte. Trotzdem kommen Fälle, in denen Schützen oder Treiber, manchmal auch Jagdhunde, verletzt werden, regelmäßig vor. Ein derartig galanter Ausgang wie im beschriebenen Fall ist aber selten. Andere Zwischenfälle, bei denen niemand körperlich zu Schaden kommt, werden in der Regel nicht gemeldet.

Regeln von globaler Gültigkeit

Regel 1

Jede Feuerwaffe wird als geladen betrachtet.

Wird von jemand anderem eine Waffe entgegengenommen oder eine Waffe von einer Ablage aufgenommen, die man vorher nicht selbst in der Hand hatte, dann muss man zuallererst den Lade- und Spannzustand der Waffe überprüfen. Zudem sagt man bei der Übergabe, in welchem Zustand sich die Waffe befindet.

Gerade beim Entladen und Entspannen der Waffe schleichen sich Automatismen ein, die dazu führen können, dass Waffen in unklarem Ladezustand als absolut sicher betrachtet werden. Unzählige Löcher in sogenannten Entladekisten (mit Sand gefüllte Kisten, in die der Waffenlauf gehalten wird, wenn der Abzug zum Entspannen durchgezogen wird) beweisen, dass diese Regel immer einzuhalten ist. Hier können auch den erfahrensten Schützen Fehler unterlaufen.

Regel 2

Die Waffe zeigt mit der Mündung niemals, wirklich niemals, auf etwas, was man nicht treffen will.

Diese Regel bedarf keiner weiteren Erklärung. Allerdings zeigen auch hier Erfahrungsberichte und Überwachungsaufnahmen von Ereignissen auf Schießständen, dass es eben auch immer wieder Personen gibt, die selbst die einfachsten Regeln nicht befolgen können. Und ja, auch hier passieren Unfälle, die hätten vermieden werden können.

Regel 3

Der Finger bleibt weg vom Abzug und berührt diesen erst, wenn man das Ziel anvisiert hat.

Dies ist eine zusätzliche Regelung, um Zwischenfälle der Regel 2 zu verhindern.

Regel 4

Wenn man die Waffe auf das Ziel gerichtet hat, so ist sicherzustellen, dass hinter dem Ziel ein sicherer Bereich ist, der verhindert, dass das Projektil nach dem Verlassen des Ziels

Schaden anrichtet. Die Flugbahn des Projektils muss frei sein.

Diese Regel spielt vor allem beim Schuss im jagdlichen Bereich eine wichtige Rolle. Der Hintergrund des Schusses muss aus natürlich gewachsenem Boden bestehen. Dies ist der Grund, warum jagdliche Einrichtungen wie Drückjagdstände, Leitern und Kanzeln immer erhöht sind. Damit wird gewährleistet, dass das Projektil und gegebenenfalls entstehende Fragmente im Boden landen.

Regel 5

Es ist für ausreichenden Eigenschutz zu sorgen. Seh- und Gehörschutz sind zu tragen.

Pulvergase, unverbrannte Restbestandteile, extrem seltene Patronenexplosionen, nicht gezündete Patronen oder fehlerhafte beziehungsweise zu stark geladene Patronen können ein Problem darstellen. Außerdem kann der Schalldruckpegel eines Schusses dauerhaft das Hörvermögen schädigen.

Trotz strikter Einhaltung dieser Regeln kann es aber immer wieder, beispielsweise durch menschliches Versagen oder gewissenloses Handeln, zu Zwischenfällen kommen. Bedenkt man allerdings, wie viele Schüsse pro Tag abgefeuert werden, dann ergibt sich ein sehr niedriges Gefahrenpotenzial, und das ist auch gut so.

Ergänzt werden die grundlegenden Regeln der Waffenhandhabung, die jeder, egal ob Polizist, Jäger, Soldat oder Schießbudenschütze, beachten sollte, von einer Vielzahl an Dienst- und Unfallverhütungsvorschriften. Das wichtigste Gesetz dazu ist das Waffengesetz (Waffg), das »den Umgang mit Waffen unter Berücksichtigung der Belange der öffentlichen Sicherheit und Ordnung« regelt. Hier wird auch genau festgelegt, wie »Umgang« mit einer Waffe definiert wird.

Zum Beispiel hat man auch dann »Umgang« mit einer Waffe, wenn man eine erbt. Dann ist man genauso wie ein Jäger oder ein Sportschütze in vollem Umfang für diese verantwortlich. Wer Schusswaffen erwerben und besitzen möchte, benötigt ein »Bedürfnis«, welches glaubhaft gemacht werden muss. Dies betrifft in Deutschland vor allem Jäger, Sportschützen, Brauchtumsschützen, Waffen- oder Munitionssammler, Waffen- oder Munitionssachverständige, gefährdete Personen, Waffenhersteller oder -händler oder Bewachungsunternehmer.

Alle Waffen, die eine Person besitzt, muss sie in eine sogenannte Waffenbesitzkarte eintragen. Bevor diese jedoch ausgestellt wird, sind einige Hürden und Prüfungen zu überwinden. Das deutsche Waffenrecht ist eines der strengsten der Welt, und damit hängt es sicherlich auch zusammen, dass hierzulande relativ selten Zwischenfälle mit Schusswaffen vorkommen. Zusätzlich zum Nachweis eines Bedürfnisses muss auch der Nachweis über die Zuverlässigkeit erbracht werden. Wenn jemand zum Beispiel bereits straffällig geworden ist oder Mitglied in einer verfassungsfeindlichen Vereinigung ist, wird er sicherlich keine Erlaubnis bekommen, eine Waffe zu besitzen.

Alle, die bereits eine Waffe haben, werden regelmäßig vom Ordnungsamt überprüft. Wer eine Waffe erbt, sollte dort vorstellig werden, statt die Waffe auf dem Dachboden »zu verbergen« oder sie nach einiger Zeit einfach »irgendwo zu vergessen«.

Auf der Jagd

Da Jäger als Gruppe im Vergleich zu Sportschützen außerhalb von umfriedeten und geschützten Schießständen schießen dürfen, gelten für sie verschärfte Regeln, die in der Unfallverhütungsvorschrift Jagd festgelegt sind. Verstöße können hier zum Entzug des Jagdscheins führen und damit das Bedürfnis zum Tragen einer Schusswaffe zum Erlöschen bringen.

Für außenstehende Personen scheinen diese Regeln so klar definiert, dass sie keinerlei Niederschrift bedürfen, da sie einfach logisch sind. Allerdings zeigt der erste Fall in diesem Buch, dass sich bei jahrelangem Waffengebrauch auch Fehler einschleichen, die im schlimmsten Fall zur tödlichen Routine werden. Sind Waffen wie beim tödlichen Duell im Wald defekt oder weisen gravierende Mängel auf, muss man diese von so einem Büchsenmacher instand setzen lassen oder verschrotten.

Ganz genau ist auch geregelt, wann eine Waffe geladen sein darf und wann diese bei der Jagd zu entladen ist, damit es nicht zu unfallhaften Schussabgaben kommt. Beim Besteigen von Leitern und dem Übersteigen von Bächen sowie in Fahrzeugen muss man Waffen im entladenen Zustand transportieren. Es ist mehr als einmal vorgekommen, dass ein Schütze eine Autotür öffnet, um seine Waffe vom Rücksitz herauszunehmen, und sich dabei erschossen hat, weil sich der Abzug irgendwo verklemmt hatte. Es kommt auch immer wieder vor, dass unter fadenscheinigen Vorwänden Autos, die über dem Beifahrersitz ein Loch im Dach haben, in der Werkstatt abgegeben werden. Man kann sich lebhaft vorstellen, wie Jäger eine geladene Waffe schräg am Beifahrersitz gelehnt transportieren und sich während der Fahrt ein Schuss löst.

Wenn es im schlimmsten Fall doch einmal zu einem Personenschaden bei der Jagd kommt, erlischt der Jagdschein, und der Betreffende darf keine Waffe mehr tragen.

In dubio pro reo

Da die Zahl der Jagdscheinbesitzer kontinuierlich steigt, steigt auch der Anteil an Zwischenfällen mit Schusswaffen bei der Jagd. Das grüne Abitur, wie die Jägerprüfung auch genannt wird, wird für viele Menschen immer attraktiver. Dies liegt nicht zuletzt daran, dass viele die Herkunft ihrer Nahrungsmittel kennen möchten und sie nirgends so naturverbunden produziert werden können wie im Wald. Wenn man über mehrere Jahre sein eigenes Revier bewirtschaftet und regelmäßig auf die Jagd geht, kennt man die Waldbewohner immer besser. Ich persönlich gehe nicht nur mit dem Vorsatz eines Abschusses ins Revier, sondern auch, um in der Natur zu sein, ich muss nicht immer etwas erlegen. Aber wenn ich dann schieße, bin ich hoch konzentriert – es ist für mich selbstverständlich, mir jedes Mal die Regeln im Umgang mit Waffen ins Gedächtnis zu rufen und sie auch exakt anzuwenden. Schließlich habe ich im beruflichen Kontext schon viel Tragisches mitbekommen.

Am Rande eines Gerichtsprozesses erzählte mir einmal ein Anwalt von einem tödlichen Fall bei einer Drückjagd. Eine junge Frau war angeklagt, einen 81-jährigen Mitjäger fahrlässig getötet zu haben. Das machte mich neugierig, und ich begann zu recherchieren.

Die Anklage hielt der jungen Jägerin vor, sie habe den Mann erschossen, als sie eigentlich einen Hirsch treffen wollte, der an einem Hang vor ihr von links nach rechts vorbeigezogen sei. Dabei habe sie keinen Kugelfang gehabt, sodass sie dem Mitjäger, der auf einem Hochsitz saß, mit ihrer abgefeuerten Kugel in den Kopf getroffen habe. Die Frau dementierte dies. In der Tat hatte es keinen toten Hirsch gegeben, dafür fand man nach der Jagd, an der über 60 Waffen tragende Menschen teilgenommen hatten, den leblosen 81-Jährigen auf seiner Jagdeinrichtung. Ein Suizid konnte ausgeschlossen werden.

In einem solchen Fall werden die Waffen von allen infrage kommenden Mitjägern eingesammelt und von Waffensachverständigen unter Verwendung der ebenfalls asservierten Munition ausgewertet. Das Projektil, mit dem der alte Mann erschossen worden war, war allerdings nicht mehr auffindbar, denn es handelte sich um einen Durchschuss. Dadurch konnten auch die Sachverständigen nicht eindeutig sagen, wer den Schuss abgegeben hatte. Wie sollte also bewiesen werden, dass ausgerechnet diese Frau schuld sein sollte?

Die Richter befragten viele weitere Zeugen, aber niemand konnte genau sagen, woher oder von wem der Schuss gekommen war. Und ohne Projektil konnten natürlich auch Ballistiker das Feld-Zug-Profil nicht überprüfen. Der Sachverständige wurde trotzdem gefragt, ob die Kugel aus der Richtung, wo die junge Frau gestanden hatte, gekommen sein konnte. Das konnte dieser bejahen, er gab aber auch zu bedenken, dass das Geschoss annehmbar aus vielen anderen Waffenmündungen hätte stammen können. Da über einen Zeitpunkt und eine zu dieser passenden Positionierung des Toten keine Angaben gemacht werden konnten, gab es im Verlauf der mehrstündigen Drückjagd unzählige plausibel erklärbare Positionen von Jägern zum späteren Toten. Gerade Bewegungsjagden mit bewaffneten Treibern, welche ein Gebiet durchstreifen, eröffnen eine Vielzahl an möglichen Erklärungen.

Nun sollte bei einem Vor-Ort-Termin geklärt werden, ob

es wirklich möglich war, von der Jagdeinrichtung der Jägerin eine tödliche Schussbahn nachzuvollziehen. Auf der Jagdeinrichtung, die dem Unfallopfer zugeordnet worden war, wurde von der Polizei ein heller Scheinwerfer installiert und in Richtung der früheren Position der Jägerin ausgerichtet. Ein Staatsanwalt, welcher ebenfalls als Jäger aktiv war, wurde hinzugezogen, um zu überprüfen, ob er durch das Zielfernrohr seiner Büchse das Licht des Scheinwerfers erkennen konnte. Der Scheinwerfer war von der Jagdeinrichtung sichtbar. Aber: Die Gleichung hatte zu viele Unbekannte. Natürlich war das Licht auch von vielen anderen Positionen aus sichtbar, als mögliche Unfallverursacher kamen also durchaus noch andere in Betracht. Außerdem waren seit der Jagd bereits zwei Jahre vergangen, und durch einen Borkenkäferbefall und einen Sturm war von besagtem Wald nicht mehr so viel übrig. Das Gelände sah also ganz anders aus als zum Zeitpunkt des Schusses.

Als weitere Zeugen vor Gericht zusätzlich angaben, dass der tote Jäger keine Signalfarben getragen habe, wie es eigentlich bei Drückjagden Pflicht ist, war klar, dass der Vorwurf der fahrlässigen Tötung nicht haltbar wäre. Die junge Jägerin wurde aus Mangel an Beweisen freigesprochen.

Jagdunfälle sind immer tragisch. Egal aus welchem Grund sie passieren, es verletzen sich Menschen bei ihrer Passion oder kommen sogar zu Tode. Familien und Freunde bleiben zurück. Die Unfallverhütungsvorschriften und ihre Regeln sind klar definiert, und eigentlich sollte es bei deren Einhaltung zu keinen Unfällen kommen. Bedenkt man die schiere Anzahl an Jägern und Jägerinnen (über 350 000 Menschen besitzen einen Jagdschein) in Deutschland, ist der Anteil an Unfällen aber doch sehr gering.

17 STATISTIK – DIE NACKTEN ZAHLEN

In der Todesursachenstatistik des Statistischen Bundesamtes werden für das Jahr 2019 insgesamt 23 tödliche Unfälle mit Schusswaffen in Deutschland festgehalten. Ergänzt werden diese Unfälle durch 666 Suizide mit allen Kategorien von Schusswaffen. Insgesamt gab es 40 tätliche, tödlich verlaufende Angriffe mit Schusswaffen. In 68 Fällen gab es für die Statistiker einen Todesfall im Zusammenhang mit einer Schusswaffe, in denen die Umstände unbestimmt waren und sich auf die Punkte Unfall, Suizid und tätlicher Angriff verteilen, aufgrund der Mitteilungsketten aber keine weiteren Informationen vorliegen. Zudem starben vier Personen durch »Gesetzliche Maßnahmen unter Einsatz v. Feuerwaffen«, also bei einem Polizeieinsatz.

Im Vergleich dazu: In Deutschland gibt es 2021 knapp über 5,4 Millionen legale Schusswaffen, die sich auf eine Million Schützen verteilen. Mit waffenrechtlichen Erlaubnissen sind knapp 2,68 Millionen Menschen in Deutschland ausgestattet, besitzen aber nicht zwingend eine Waffe. Häufig haben Jäger schon aufgrund unterschiedlicher Anforderungen an die jagdlichen Gegebenheiten mehrere Waffen, meist jedoch mindestens eine Büchse und eine Flinte. Ich habe derzeit vier Schusswaffen, die auch regelmäßig in Gebrauch sind. Während es im Jagdjahr 2010/2011 noch 351 832 Jägerinnen und Jäger gab, so waren es im Jagdjahr 2019/2020 bereits 397 414. Die Zahlen sind weiterhin steigend, weswegen auch die Anzahl der legal geführten Waffen in Deutschland leicht zunehmen wird.

Auch Straftaten mit Schusswaffenbeteiligung werden erfasst. Im Jahr 2020 wurde in Deutschland in 4370 Fällen mit einer Schusswaffe gedroht, jedoch nicht geschossen. Dem gegenüber stehen im gleichen Jahr 4454 Straftaten, bei denen tatsächlich geschossen, aber nicht zwingend jemand tödlich verletzt oder getroffen wurde, was man an den Zahlen der Todesursachenstatistik erkennt.

In den USA sieht es dagegen ganz anders aus: Hier befindet sich in 42 Prozent aller Haushalte mindestens eine Schusswaffe. Im Jahr 2020 gab es in den USA 39 496 Verletzte und 19 417 Getötete durch Schusswaffen – Suizide nicht mit einberechnet. In den Jahren 2014 bis 2020 starben insgesamt 106 533 Personen durch Schusswaffen in den USA. Dies entspricht ungefähr der Einwohnerzahl der Stadt Gütersloh. Das beweist: Mehr Waffen führen nicht zwingend zu größerer Sicherheit.

Über die Zahl der illegalen Waffen, welche gerade bei Straftaten überproportional häufig eine Rolle spielen, liegen nur vage Schätzungen vor.

18 LÜGEN, LIEBE UND DER TOD

O weh der Lüge! Sie befreiet nicht,
Wie jedes andre wahrgesprochne Wort
Die Brust; sie macht uns nicht getrost, sie ängstet
Den, der sie heimlich schmiedet, und sie kehrt,
Ein losgedruckter Pfeil, von einem Gotte
Gewendet und versagend, sich zurück
Und trifft den Schützen.

Johann Wolfgang von Goethe, Iphigenie auf Tauris, 1787, 4. Akt, 1. Szene

Wenn zwei Männer, die sich nicht kennen, aufeinandertreffen und einer dabei erschossen wird, handelt es sich in den meisten Fällen um einen geplanten oder in Auftrag gegebenen Mord. Wenn dies aus heiterem Himmel passiert, ohne dass es eine klare Motivlage gibt, wenn die Polizei im Dunkeln tappt und keine Erklärung für das Geschehene hat, kommt es leicht vor, dass Lokalzeitungen dem Opfer einen Kontakt zur »Unterwelt« unterstellen, weil dies für die Reporter des Boulevards meist eine gute Story bietet.

Es kann aber auch sein, dass das Opfer völlig unschuldig ist, keinen Kontakt in irgendeine zwielichtige Richtung besitzt und den Täter zuvor noch nie gesehen oder von ihm gehört hat. Aus heiterem Himmel wird das Leben einer Person beendet, und Freunde und Verwandte bleiben völlig fassungslos zurück. Was passiert in so einem Fall, wenn die Polizei keinerlei Hinweis darauf hat, wer der Täter sein könnte?

Ein solcher Fall ereignete sich in der Vorweihnachtszeit 2015 in der Nähe von Leipzig. Ein Mann fuhr mit seiner Limousine auf den Hof eines Gestüts, erkundigte sich bei einem Mitarbeiter, wo sich der Chef und Eigentümer befinde, ging zu dessen Haustür, klingelte, und als er eine männliche Person sah, feuerte er mehrfach auf diese. Diese Aktion kam für die Familie, die auf dem Gestüt lebte, aus heiterem Himmel – war es eine Kurzschlussreaktion? Niemand konnte sich erklären, warum es dazu gekommen war.

Der scheinbar völlig wahllose Mord an Michael O. gab auch den Ermittlern Rätsel auf. Der vermeintliche Täter sei mit einer schwarzen Limousine davongefahren, sagten die Mitarbeiter des Hofes aus. Das Vorgehen erinnerte an einen Auftragsmord. Da das Fahrzeug und der Täter nicht aufzufinden waren, wurde eine Großfahndung eingeleitet.

In der Zwischenzeit fand die angeordnete Obduktion statt. Insgesamt hatten drei Projektile den Körper von Michael O. getroffen und waren als Steckschüsse im Körper zum Liegen gekommen. Diese Projektile zeigten sich in ihren Endlagen deutlich in der CT-Untersuchung. Der erste Schuss traf Michael O. rechtsseitig in die Brust und zeichnete sich als der mit dem größten Verletzungspotenzial aus. Er durchschoss die Leber und das Herz. Dadurch, dass die Kugel unterhalb des linken Schulterblatts zum Liegen gekommen war und sie leicht aufrecht im Gewebe steckte, wussten wir, dass der Schütze leicht unterhalb des Opfers gestanden haben musste. Der zweite Schuss durchschoss den Unterarm, der zu diesem Zeitpunkt vermutlich schützend nach oben vor die Brust gehoben war, und trat in der linken Schulterpartie wieder ein, durchtrennte die Unterschlüsselbeinschlagader und stoppte in einer Endlage neben der Wirbelsäule. Der dritte Schuss traf Michael O. in den Rücken. Der Schusskanalverlauf endete in der vom Projektil zertrümmerten linken Seite der Beckenschaufel. Der hinzugerufene Notarzt konnte auch durch intensive Reanimationsmaßnahmen nichts mehr ausrichten.

Wenige Tage später wurde bekannt, wer der mutmaßliche Täter gewesen war, denn in den Briefkasten der Staatsanwaltschaft wurde ein Brief eingeworfen, der den Namen preisgab: Joachim M. Die Polizei ging davon aus, dass der Täter sich selbst anzeigen wollte, und veröffentlichte ein Fahndungsfoto, um ihn aufzuspüren. Der Familie des Toten war dieser Mann jedoch gänzlich unbekannt. Warum sollte ein Fremder aus heiterem Himmel ihren Ehemann und Vater töten?

Die Limousine wurde kurze Zeit später gefunden und von der Kriminaltechnik untersucht. Allerdings fehlte nach wie vor jede Spur vom Täter und von der Tatwaffe. Eine europaweite Fahndung wurde eingeleitet. Für mehrere Wochen galt der Täter als flüchtig. Erst Mitte Januar entdeckte ein Sportler eine männliche Leiche an einem Seeufer. Die noch am selben Tag durchgeführte Obduktion ergab, dass es sich um Joachim M. handelte, der sich in suizidaler Absicht in den Kopf geschossen hatte. Während allerdings bei dem Mord an Michael O. ein Revolver verwendet worden war, der durch die charakteristische Munition tatsächlich eher Steckschüsse erzeugt hatte, hatte sich der Täter am See mit einer halbautomatischen Pistole umgebracht. Bei dem aufgesetzten Schuss waren durch die Ausdehnung der Pulvergase diverse Bruchlinien am Schädelknochen entstanden. Es musste von einer langen Liegezeit im Wasser ausgegangen werden, da sich bereits Algen auf dem Körper gebildet hatten, was bei den vorherrschenden kalten Temperaturen über den Jahreswechsel vergleichsweise langsam passiert sein musste. Auch die bakterielle Zersetzung war vergleichsweise langsam verlaufen. Es gab einen Ausschuss, und es konnte auch kein Projektil aufgefunden werden.

Allerdings fanden Polizeitaucher zwei Waffen am Grund des Sees, einmal einen Revolver und bei einem weiteren Tauchgang eine Pistole. Der Tote hatte also die Schüsse auf Michael O. abgegeben. Allerdings war immer noch der Grund für die Tat und den anschließenden Suizid von Joachim M. unklar.

Nun geriet die Lebensgefährtin des toten Mörders, Sabine P., in den Fokus der Ermittler. Aus Befragungen im Bekanntenkreis und aus verschiedenen Dokumenten wurde schnell klar, dass hier etwas nicht stimmte. Stück für Stück enthüllten die Ermittler ein auf tragische Weise faszinierendes Lügenkonstrukt.

Sabine P. arbeitete als Angestellte in der Gastronomie und führte ein geregeltes Leben. Als sie Joachim M. bei einem Konzert kennenlernte, verliebten sich die beiden Hals über Kopf ineinander, und Sabine P. zog schon nach kurzer Zeit zu Joachim M. Der erfolgreiche Geschäftsmann hatte gerade seine Firma verkauft und finanzierte das gemeinsame Leben, das man durchaus luxuriös nennen könnte. Doch ein Punkt nagte an Sabine P.: Was wäre, wenn die Liebe von Joachim M. nachlassen würde, was, wenn er die Beziehung beenden würde? So kam es, dass sich Sabine P. abenteuerliche Geschichten über ein Millionenerbe in Form von Land und Immobilien ausdachte. Als nach wenigen Jahren des teuren Lebens kein Geld mehr zur Verfügung stand, hakte Joachim immer öfter nach, wann Sabine endlich Zugriff auf das Erbe hätte. Sie vertröstete ihn, denn es seien noch einige rechtliche Hürden zu meistern. So erfand sie Telefonate mit Anwälten, rechtliche Streitigkeiten mit nicht existenten Personen, die zudem abrupt verstorben seien. Irgendwann wollte Sabine P. die Lügengeschichten beenden und erzählte, dass der Rechtsstreit jetzt leider zuungunsten für sie ausgegangen sei und dass »Verwandte« ihr das Erbe abspenstig gemacht hätten. Aber auch dadurch löste sich die dramatische Geschichte nicht auf. Um weiterhin auf großem Fuße leben zu können, lieh sich Joachim M. immer höhere Summen Geld in der Hoffnung, dass das Erbe durch einen erneuten Rechtsstreit doch noch seiner Partnerin zugesprochen würde. Dann könnte er die mittlerweile sechsstelligen Schulden zurückzahlen.

Kurz vor dem zweiten Advent wurde der Druck dann zu groß. Joachim stellte Sabine zur Rede und wollte ihr vermeintliches Erbe sehen. In ihrer Not und der Angst, dass ihre Liebe nun vorbei sein könnte, führte sie Joachim M. zu einem Gestüt, auf dem sie in ihrer Jugend das Reiten gelernt hatte, und präsentierte es als das Land, das eigentlich ihr zustehe. Hier gab sie nochmals an, dass ihre »Verwandten« ihr diesen Hof und das dazugehörige Land unrechtmäßig »abgenommen« hätten. Dann ging alles ganz schnell. Vermutlich kam es durch die aufgestaute Wut zu einer Kurzschlussreaktion bei Joachim M. Er schritt zur Tat.

Sabine P. wurde wegen Betruges zu zwei Jahren und drei Monaten Haft verurteilt. Das Amtsgericht sah es als erwiesen an, dass sie in betrügerischer Absicht ein Lügenkonstrukt aufgebaut hätte. Daraufhin legten sowohl Sabine P. als auch die Staatsanwaltschaft Berufung ein. Die Staatsanwaltschaft glaubte nach wie vor, dass sich Sabine P. hatte bereichern wollen, und forderte ein noch höheres Strafmaß. Vor dem Landgericht gab sie dann nochmals an, dass sie Angst gehabt habe, dass Joachim M. die Beziehung beenden würde, wenn die Lügen aufgedeckt würden. Auch die Geldgeber wurden als Zeugen vor Gericht gehört. Da sie Angaben machten, dass sie Joachim M. das Geld auch aus freien Stücken geliehen hätten, ohne dass es unmittelbar durch ein versprochenes Erbe hätte zurückgezahlt werden können, sah das Gericht als entlastend an. Daraufhin wurde das Urteil der ersten Instanz in eine Geldstrafe von 1000 Euro umgewandelt.

Über die Tragik, die die Lügen von Sabine P. verursacht haben, kann man sicherlich moralisch ein anderes Urteil fällen.

Spurensicherung

Wie auch in meinem ersten Buch »Wenn Insekten über Leichen gehen« möchte ich das letzte Kapitel nutzen, um einen Überblick über die Spurensicherung und Spurenerhaltung am Tatort zu geben. Es richtet sich primär an ersteintreffende Kräfte von Polizei, Feuerwehr und Rettungspersonal, ist aber für jeden von Interesse, der den Einsatzkräften in Krimis und Actionfilmen sachkundig auf die Finger schauen möchte.

Erste Schritte

Eigensicherung geht immer vor Fremdsicherung. Geht von herumliegenden Waffen oder Munitionsteilen noch eine Gefahr aus, gerade bei selbst gebauten oder manipulierten Waffen, so ist zuerst dafür Sorge zu tragen, dass fachlich geschultes Personal diese Waffen sicher entfernt, entlädt und anschließend asserviert. Niemals dürfen von nicht geschultem Personal Waffen oder Munitionsteile angefasst werden. Hierbei geht es nicht nur darum, dass sich zufällig ein Schuss lösen könnte, sondern auch um die Erhaltung des Auffindezustandes. Es gilt dabei im Einzelfall jedoch, die Ansprüche der ersteintreffenden Kräfte von Rettungsdienst und Feuerwehr, die einen gewissen Bewegungsspielraum und Platz für ihr Equipment benötigen, mit den Anforderungen der Kriminalpolizei und Spurensicherung an einen unveränderten Tatort und reibungsloser Spurensicherung zu vereinbaren.

In einigen Fällen ist der Fundort einer Person nicht direkt als Tatort zu klassifizieren, zum Beispiel wenn für die zuerst eintreffenden Einsatzkräfte noch unklar ist, woher eine Verletzung stammt, oder sie nicht sofort als Schussverletzung erkannt wird. Hierbei sind auch von allen Kräften, die als Erstkräfte am Tatort sind, gemachte Beobachtungen für die später ermittelnden Beamten interessant. So ist es wichtig, ob Aufbruchspuren an einer Tür bereits bei Eintreffen vorhanden waren oder durch die Feuerwehr erzeugt worden sind. Auch sollte darauf geachtet werden, ob Schranktüren oder Schubladen offen standen und diese von Rettungssanitätern aufgrund Platzmangels geschlossen worden sind. Herumliegende Projektile und Hülsen können Hinweise auf ein Schussdelikt liefern. Bei Auffindung einer Schusswaffe ist umgehend die Polizei zu alarmieren. Diese ist bestmöglich an Ort und Stelle zu belassen.

Nicht selten betritt Rettungsdienstpersonal bestimmte Bereiche eines Tatortes zuerst und wird damit ungewollt automatisch zu einem Spurenverursacher. Mit Blick auf eine spätere Zeugenvernehmung durch die Kriminalpolizei sollte daher ein Gedächtnisprotokoll angefertigt und notfalls auch schnell ein Bild der Auffindesituation gemacht werden. Am wichtigsten ist dabei, ob Gegenstände wie Mobiliar oder Tatwerkzeuge oder Teile davon verschoben worden sind. Auch die Körperhaltung eines Verletzten beim Eintreffen und der Zustand der Blutspuren, die eine Leiche umgeben, können wichtig sein. Diese können im Zweifel Aussagen über die Handlungsfähigkeit des Opfers zulassen.

Um die forensische Auswertbarkeit möglichst wenig zu

stören, sollten während des gesamten Aufenthalts am Tatort Einmalhandschuhe und geschlossene, saubere Einsatzkleidung getragen werden. Hier kommt zum Tragen, dass besonders Polizisten im Streifendienst viel Kontakt mit ihrer Dienstwaffe haben und deshalb potenziell als dauerhafter Träger und Verteiler von Schmauchspuren in Betracht kommen.

Besteht der Verdacht, dass es sich um einen Tatort handeln könnte, ist der Aktionsradius für Rettungskräfte und Schutzpolizei möglichst klein zu halten. Vorhandene Blutspuren sind möglichst zu übersteigen. Hierfür eignet sich das Ausweisen einer sogenannten Spurengasse, die ausschließlich als Weg zum und weg vom Patienten beziehungsweise Tatort führt. Beim Öffnen der Kleidung ist darauf zu achten, dass Einschüsse nicht zerschnitten werden. Abgelegte Kleidung ist bestmöglich nicht in Blutlachen abzulegen, sondern gegebenenfalls einem angeforderten Schutzpolizisten zu übergeben. In der Notaufnahme sollten abgenommene Kleidungsteile nicht gefaltet oder geknüllt in Plastiktüten gesteckt, sondern am besten ungefaltet in einer Papiertüte der Polizei übergeben werden.

Die mögliche Feststellung des Todes ist bestmöglich ohne größere Umlagerung des Leichnams durchzuführen, um Ursprungszustand und Positionierung nachvollziehen zu können.

Für den ersten Schritt gilt also Folgendes:

1. Bei der Beteiligung von Schusswaffen NIEMALS die Schusswaffen selbstständig bewegen oder entladen!
2. Person mit Sachkunde dazurufen. Selbstüberschätzung kann gefährlich werden. Dies gilt auch für Polizisten.
3. Auffindesituation bei unklarer Lage mit Fotos dokumentieren.

4. Gedächtnisprotokoll anfertigen.
5. Spurengasse bilden, um keine Trugspuren zu legen.
6. Kleidung maximal spurenschonend behandeln.

Schmauchsicherung

Die Asservierung von Schmauch sollte ausschließlich von geschulten Beamten der Kriminaltechnik durchgeführt werden. Die Überreste des Pulvers und der Zündladung sowie weiterer mikroskopisch kleiner Bestandteile können schnell unbrauchbar werden, wenn sie falsch asserviert oder gelagert werden.

In allen Fällen sollte ein Kontakt mit Flüssigkeit vermieden werden. Die Hände, sowohl des Geschädigten als auch die einer Leiche oder potenzieller Schützen, sind bis zu einer spurentechnischen Bearbeitung in atmungsaktive Papiertüten einzuwickeln, die wiederum von einem locker sitzenden Folienbeutel eingehüllt sind. Auch die Kleidung von potenziell Tatverdächtigen ist einzeln – wenn sie gefaltet werden muss, möglichst mit einer Trennschicht, beispielsweise Seidenpapier – zu asservieren.

Auch vom Rettungspersonal verwendete Pflaster und EKG-Elektroden sollten asserviert werden, da sich an ihnen unter Umständen auch Schmauch befinden könnte.

Waffen und Munitionsteile

Muss eine Waffe wegen Eigensicherung entfernt werden, so ist dies mit einem Foto zu dokumentieren. Die Waffe ist dann nach dem Entladen, Entspannen und Sichern für die weitere Tatortarbeit an den Fundort zurückzulegen und in den Tatort einzumessen. Ähnliches gilt für Patronenhülsen, Projektile und Projektilfragmente. Die Fundorte sind mit Sprühkreide zu markieren und fotografisch zu dokumentieren. Wenn davon ausgegangen werden muss, dass wichtige Spuren, beispielsweise durch Rettungsarbeiten, in ihrer Form beziehungsweise Lage nicht zu erhalten sind, so ist auch dies fotografisch zu dokumentieren.

Hülsen sind für die weiteren Ermittlungen und die Auswertung von Schmauchspuren als »Verursacher« dieser Spuren zu betrachten. Zudem hinterlässt der Schlagbolzen jeder Waffe und Waffenart einen charakteristischen Abdruck im Zündelement der Patronenhülse. Die Hülsen geben außerdem meistens Aufschluss über das Kaliber der verwendeten Waffe und über den Hersteller, teilweise auch über das Herstellungsjahr. Sind keine Hülsen zu finden, spricht dies entweder dafür, dass ein Revolver als Tatwaffe in Betracht kommt, oder aber, dass ein Schütze diese wieder eingesammelt hat, um Spuren zu vermeiden.

Der Fundort der Hülsen kann darüber Aufschluss geben, wo der Schütze bei der Schussabgabe gestanden hat. Da jeder Waffentyp einen charakteristischen Auswurf der Hülsen erzeugt, kann mittels eines sogenannten Hülsenauswurfdiagramms der ungefähre Standort nachvollzogen werden. Ein solches Diagramm wird dadurch erstellt, dass aus einer in einer bestimmten Höhe eingespannten Waffe zehn Schüsse abgegeben werden. Die ausgeworfenen Hülsen landen in einem Bett aus weichem, glattem Sand. Nun kann nachvollzogen werden, in welchem Radius die Hülsen bei der betreffenden Waffe im Schnitt auf den Boden auftreffen. Aus diesen Ergebnissen wird in einem dreidimensionalen System, beispielsweise bei einer Computerrekonstruktion, der Schütze positioniert. Zu beachten ist dabei, dass die Hülsen, die ja meistens aus Messing hergestellt sind, abprallen und springen können. Dies führt dazu, dass Patronenhülsen auch an teilweise ungewöhnlichen Orten gefunden werden. Das Nachvollziehen derartiger Vorgänge obliegt einem Schusswaffensachverständigen. Hülsen werden zudem häufig durch Schuh- und Reifenprofile vom Tatort verschleppt. Dies ist zu beachten, wenn Hülsen in einem bezuglosen Umfeld zum Tatort aufgefunden werden. Um waffentypische Verfeuerungsspuren nicht durch Kratzer und Veränderungen zu überdecken, sind Hülsen mit einer behandschuhten Hand oder einer Plastikpinzette zu asservieren.

Gleiches gilt für Geschosse und Geschossfragmente. Auch hier ist darauf zu achten, dass die zu asservierenden Teile nicht mit einer Metallpinzette angefasst werden, die Kratzer hinterlassen könnte. Das sollten auch die Krankenhäuser beachten und Geschosse, wenn sie intraoperativ entfernt worden sind, schnellstmöglich an die Polizei übergeben. Falls Projektile gefunden werden, so werden diese fotografisch dokumentiert und eingemessen.

Sind Waffen, Hülsen und Projektile asserviert, sollten die Handschuhe gewechselt werden, um eine Vertragung von Schmauch zu vermeiden. Projektile, die sich aufgrund hoher Restenergie in Wände, Decken und Möbel eingelagert haben, sind keinesfalls mit scharfen Gegenständen zu entfernen. Hier müssen notfalls die betreffenden Teile im Ganzen geborgen werden – ja, und das bedeutet auch schon einmal, die Wand aufzustemmen oder ganze Möbelstücke zu asservieren, um sie im weiteren Verlauf in Ruhe untersuchen zu können.

Einmessen

Die größte Herausforderung stellt die punktgenaue Dokumentation aller Spuren dar. Mittlerweile kann dies durch Lasermesstechnik und 3-D-Fotografie glücklicherweise zeit- und kostensparend durchgeführt werden – vorbei ist die Zeit der Schätzwerte und krummen Zollstöcke – eine Handbreit neben dem Toten. So ist es heute möglich, ganze Straßenzüge zu erfassen, Flugbahnen von Projektilen zu rekonstruieren und diese mittels Virtual Reality nachzuvollziehen. Trotzdem sollte jeder, der noch händisch misst, mit großer Sorgfalt vorgehen. Beschädigungen, Schussdefekte und Blutspritzer sind selbstverständlich vom ebenen Niveau des Fußbodens aus einzumessen. Das aber ist ja erst einmal nur das Einmessen am Tatort. Eine Leiche selbst »spricht« eine eigene Sprache: Die Höhen der Ein- und Ausschüsse sind am Leichnam über der Fußsohlenhöhe zu bestimmen und gegebenenfalls mit CT-Daten abzugleichen. Leider sind sogar OP-Berichte teilweise mit heißer Nadel gestrickt oder im schlimmsten Fall von studentischen Praktikanten geschrieben. Wenn Ein- und Ausschüsse mit inneren Verletzungen in Übereinstimmung gebracht werden und daraus Schusskanäle entstehen, welche mit der Realität nicht übereinstimmen, sollte kritisch nachgefragt werden.

Fotografische Dokumentation

Neben der typischen Tatortarbeit sollte bei Schussdelikten bestmöglich darauf geachtet werden, immer einen räumlichen Bezug von einer Spur, beispielsweise einem Einschuss, und dem Gesamtkomplex herstellen zu können. Trotz exakter Arbeit kann dies im Eifer des Gefechts vergessen werden.

Es kommt immer wieder vor, dass ich zum Beispiel viele Fotos eines Teppichs bekomme, auf dem mehrere Projektilfragmente liegen; wenn allerdings die Detailaufnahmen der Fragmente aus unterschiedlichen Richtungen und Winkeln fotografiert sind, kann ich daraus nur schwer ermitteln, wo was gelegen hat. Hier ist Klebeband mit Zentimeterangaben sehr hilfreich, das immer so neben Spuren geklebt werden kann, dass ein Richtungsbezug möglich ist.

Vom Großen ins Kleine zu fotografieren oder von der Übersichtsaufnahme ins Detail scheint im ersten Moment das Logischste der Welt zu sein, allerdings kommen die Fotos irgendwann zu anderen Gutachtern, die vielleicht nicht am Tatort waren. Deshalb fotografiere ich Details immer, nachdem ich mir diese speziell markiert habe, aus einer Übersichtsaufnahme schrittweise bis zur Detailaufnahme. So kann jede Spur in ihrer Lage nachvollzogen werden. Wie bei der forensischen Entomologie gilt auch hier: Im Zeitalter der digitalen Fotografie kann man gar nicht zu viele Bilder machen.

ZUM WEITERLESEN

Basisliteratur und weiterführende Quellen

Bones ballistic trauma; 2019, Forensic Science International 302

Gunther Geserick: Hände weg! Zur Gefährlichkeit von Schreckschusswaffen; 2010, aus dem Buch: Der zweite Blick

Beat Kneubuehl: Ballistik – Theorie und Praxis; 2018

Beat Kneubuehl, Robin M. Coupland, Markus A. Rothschild, Michael Thali: Wundballistik – Grundlagen und Anwendungen; 2008

Burkhard Madea: Rechtsmedizin – Befunderhebung, Rekonstruktion, Begutachtung; 2015

Laurent Martille, Steven Symes: A Interpretation of long bones ballistic trauma; 2019

Benjamin Ondruschka, Marcus Schwarz, Jan Dreßler, Carsten Hädrich: Rettungsdiensteinsätze an Tatorten – Anleitung für Notärzte und nichtärztliches Rettungsdienstpersonal; 2016

Benjamin Ondruschka, Katja Heil, Simone Schulz, Jan Dreßler & Sylvia Morgenthal: Suizid oder Homizid? Eine rechtsmedizinische Auswertung letaler Bolzenschussverletzungen; 2018, Rechtsmedizin 28

H. Pankratz, H. Fischer: Zur Wundballistik des Krönlein-Schusses; 1985, Zeitschrift für Rechtsmedizin 95

Oliver Peschel, Markus A. Rothschild, Elisabeth Mützel: Blutspuren bei Schussverletzungen; 2010, Rechtsmedizin 20

Markus A. Rothschild: Freiverkäufliche Schreckschusswaffen – Medizinische, rechtliche und kriminaltechnische Bewertung; 1999

Karl Sellier: Schußwaffen und Schußwirkungen II – Forensische Ballistik – Wundballistik; 1977

Markus A. Rothschild et al.: Todesfälle durch umgebaute Schreckschußwaffen; 1998, Rechtsmedizin 8

Markus A. Rothschild, Beat Kneubuehl: Irrtümer in der Wundballistik; 2010, Rechtsmedizin 20

Marcus Schwarz, Benjamin Ondruschka, Carsten Babian, Uwe Ebert, Jan Dreßler: Jäger tot. Rehbock tot – Kasuistik eines Jagdunfalls; 2021, Rechtsmedizin 31

Christian Schyma, Burkhard Madea: Schussspurensicherung – Praktischer Umgang mit Schuss- und Schmauchspuren; 2010, Rechtsmedizin 20

Karl Sellier: Schußwaffen und Schußwirkungen II – Forensische Ballistik – Wundballistik; 1977

Owen H. Wangensteen, Sarah D. Wangensteen, Charles F. Klinger: Wound management of Ambroise Paré and Dominique Larrey. Great french military surgeons of the 16th and 19th centuries; 1972, Bulletin Of the History of Medicine 46

Fallende Projektile

Sabri T. Shuker, Raid Sadda: Craniomaxillofacial Falling Bullet Injuries and Management; 2010, Journal of Oral and Maxillofacial Surgery 68

US-Präsidenten

Benjamin L. Aaron, David Rockoff: The Attempted Assassination of President Reagan – Medical Implications and Historical Perspective; 1994, Journal of the American Medical Association 272

Selig Adler: The operation on President McKinley; 1963, Scientific American 208

Theodore N. Pappas, Shahrzad Joharifard: Did James A. Garfield die of cholestystitis? Revisiting the autopsy of the 20th president of the United States; 2013, The American Journal of Surgery 206

DANKSAGUNG

Wieder einmal ist die aufregende und kräftezehrende Zeit des Schreibens vorbei. Auch wenn in meinem ersten Buch eine vollumfängliche Danksagung fehlt, so ist sie hier für die Fachpartner und Ausbilder, bei denen ich über die letzten Jahre lernen durfte, unerlässlich. Ein Dank geht daher an alle, die maßgeblich an meiner Aus- und Weiterbildung im Bereich der Ballistik und Wundballistik mitgewirkt haben. Dr. Torsten Krüger von der TU Dresden, den Dozenten des Wundballistik-Workshops in Hitzkirch: Dr. Dr. Beat Kneubuehl, Dr. Fabiano Riva, Dr. med. Thorsten Hauer, Prof. Dr. Markus Rothschild, PD Dr. med. Christian Schyma. Außerdem möchte ich den Praxispartner:innen vom LKA Sachsen Franziska Scheithauer, Uwe Ebert, Marcus Mittasch und Tino Seifert für die stets kurzweilige, spannende und erhellende Zusammenarbeit danken. Unsere Arbeit zeigt gemeinsam mit Stefan Holtzhausen von der TU Dresden immer wieder, was man erreichen kann, wenn man eine interdisziplinäre Herangehensweise wählt. Ich hoffe, dass wir noch viele spannende Fragestellungen gemeinsam angehen dürfen. Somit auch ein Dank an die Kollegen der Wehrtechnischen Dienststelle 91 der Bundeswehr in Meppen für die Unterstützung der angestrebten Projekte. Den Kollegen im Institut für Rechtsmedizin Leipzig gebührt ebenso großer Dank wie den Kollegen der Kriminalpolizei Leipzig und der dazugehörigen Kriminaltechnik sowie den Verantwortlichen der beteiligten Staatsanwaltschaften. Über die Jahre hat sich der Adrenalinschub nicht geschmälert, wenn ich eure Namen zu Unzeiten auf meinem klingelnden Telefon lese.

Besonderer Dank geht an Oberarzt Dr. med. Ronny Bayer, der mich erst auf die Idee gebracht hat, die Wundballistik zu meinem Fachgebiet zu machen. Auch Prof. Dr. Benjamin Ondruschka, Chef der Hamburger Rechtsmedizin, sei mein tiefster Dank für den bisherigen gemeinsamen Weg ausgesprochen.

Insekten führen ihn zum Täter

MARCUS SCHWARZ

WENN INSEKTEN ÜBER LEICHEN GEHEN

Als Entomologe auf der Spur des Verbrechens

Aus vielen Krimis und Serien ist das bekannt: Wenn jemand stirbt, feiert die Natur ein Festbankett. Aber können die natürlichen Gegebenheiten tatsächlich wichtige Fakten liefern, die zur Aufklärung beitragen? Wie bestimmt man den Todeszeitpunkt mithilfe von Insekten? Und wie lange lag die Leiche wirklich am See?

Wenn Insekten über Leichen gehen, wird Marcus Schwarz zum Tatort gerufen. Geboren 1987, ist der studierte Forstwissenschaftler und Entomologe einer der wenigen Forensiker, die in Deutschland ermitteln. Als Insektenforscher hat er wichtige Details im Blick, die anderen entgehen.

Können ihm tatsächlich Fliegen die Antwort geben? Oder muss er nach bestimmten Käferarten Ausschau halten?

Hier schildert der bekannte Entomologe spannend und aufschlussreich einige seiner spektakulärsten Fälle.

DROEMER